Prix : 75 cent. net.

Les Nerfs
[e]t leur hygiène

Conseils aux nerveux et aux neurasthéniques

Par le Dr René GUILLERMIN

Bibliothèque Larousse

LES NERFS ET LEUR HYGIÈNE

SIXIÈME MILLE

LES NERFS ET LEUR HYGIÈNE

Conseils aux nerveux et aux neurasthéniques

Par le Dr René GUILLERMIN

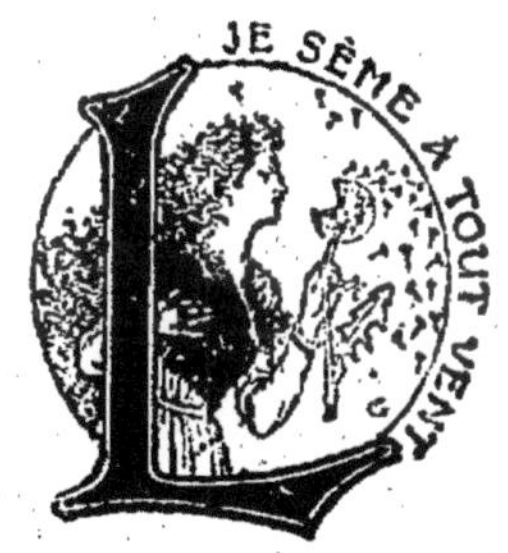

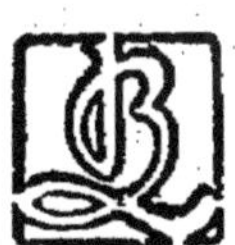

Bibliothèque Larousse
Paris. — 13-17, rue Montparnasse

AVANT-PROPOS

Il a déjà paru beaucoup de livres qui traitent des nerfs et de la neurasthénie; les remèdes qui ont été opposés au nervosisme sont légion, mais leur nombre même, sans cesse en augmentation, prouve qu'aucun d'eux n'est parfait.

Depuis plusieurs années, et sous la féconde impulsion d'éminents spécialistes tels que Déjerine, Dubois, Grasset, Lévy, Schnyder, Adert, un courant d'opinion s'est formé qui amène à considérer le nervosisme comme une déformation morale plutôt que comme une maladie physique, comme une fâcheuse habitude psychique plutôt qu'une infirmité corporelle. Cette doctrine s'appuie sur des bases scientifiques solides dont nous essaierons de donner une idée, et elle s'est trouvée vérifiée par la pratique; en effet, le nervosisme et les neurasthénies étant considérés comme des maladies surtout morales, leur traitement logique sera avant tout un traitement moral. Or, à l'heure actuelle, cette méthode a fait ses preuves : d'innombrables personnes lui doivent une vie saine, confortable, heureuse, qui auparavant *traînaient* une existence aussi lamentable pour elles-mêmes que pour leur entourage. Nous-même, nous avons été frappé de la facilité avec laquelle les nerveux de toutes catégories, à tous les degrés, dans toutes les classes de la société peuvent améliorer leur existence. Notre expérience fut acquise au contact journalier des malades dans les hôpitaux, dans les dispensaires d'indigents comme dans le monde plus privilégié qui fréquente les stations d'altitude; nous avons pu toucher du doigt l'action néfaste du nervosisme et le rôle pernicieux qu'il joue dans la société.

Dans de nombreux cas nous avons pu dépister dans le nervosisme la cause première de cruels dissentiments de famille, d'incompatibilités d'humeur, de divorces, de suicides, de crimes; nous l'avons vu briser des carrières et faire échouer, dans la lutte pour la vie, des gens qui avaient tout ce qu'il faut pour y réussir. Enfin, dans des cas bien plus fréquents encore, nous avons vu le nervosisme saper le bonheur et la joie de vivre, rendre malheureuses des personnes auxquelles la vie prodiguait ses sourires et ses charmes; il transforme en mécontents, en révoltés, en victimes ceux-là même qui auraient entre leurs mains tous les éléments d'une vie utile, heureuse et confortable.

Telles sont les constatations que nous avons faites à maintes reprises, et c'est la raison qui nous pousse à divulguer, à faire connaître davantage et mieux les remèdes que nous pouvons opposer au nervosisme. Pour faire une étude complète et approfondie de cette question, nous aurions à aborder des problèmes ardus de philosophie, de morale sur lesquels les savants discutent depuis des siècles...; mais nous simplifierons le plus possible.

Nous ne voulons pas faire œuvre de philosophe

ni de moraliste, mais nous nous efforcerons d'aider les personnes qui ont à souffrir de leurs nerfs; nous tâcherons d'être utile en réduisant autant que possible la théorie, et en insistant sur le côté pratique.

Notre code de morale sera le principe chrétien : « Ne fais pas aux autres ce que tu ne voudrais pas qu'on te fît, » et c'est sur cette base que nous établirons la distinction du bien et du mal.

Nous nous tiendrons systématiquement à l'écart de toute question de religion; nous savons quels secours elle peut apporter aux cœurs en détresse, mais nous désirons traiter notre sujet au point de vue purement médical. Nous laisserons sciemment de côté toutes les neurasthénies *passionnelles,* car nous désirons que ce livre puisse être mis entre toutes les mains.

En résumé, nous n'avons pas la prétention de faire un livre complet, un traité des maladies nerveuses, mais nous voulons simplement contribuer à répandre une méthode grâce à laquelle chacun peut améliorer son sort et celui des siens, vivre une vie plus utile et plus agréable, et semer autour de soi un peu de ce bonheur que nous désirons tous et que nous savons en général mal chercher.

Qu'on nous permette de rendre hommage ici à Monsieur le Professeur Dubois. Ses livres magistraux nous ont, les premiers, initié au traitement du nervosisme. C'est lui qui nous a appris à comprendre et à soigner les nerveux.

Villars-sur-Ollon, 1913. Dr René Guillermin.

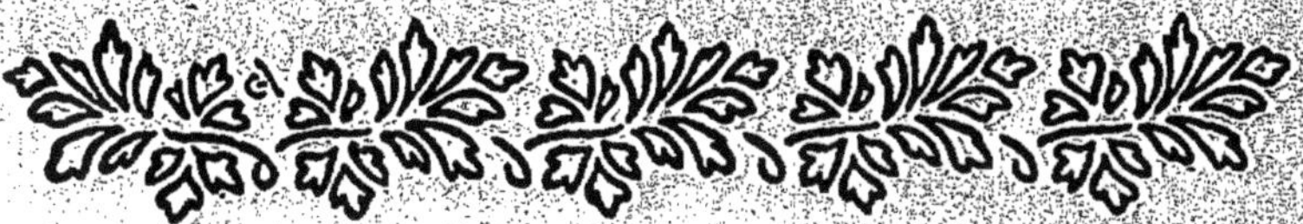

Les Nerfs et leur hygiène

I. — LES NERFS

Généralités. — Définitions.

Qu'est-ce que *les nerfs ?*

Les nerfs, dit le « Larousse », sont des organes ayant la forme de cordons blanchâtres qui servent de conducteurs à la sensibilité et au mouvement; on distingue les nerfs sensitifs et les nerfs moteurs.

Au figuré, *moteur principal :* l'argent est le nerf de la guerre. — *Force, vigueur :* il a du nerf. — *Avoir ses nerfs :* être dans un état d'agacement. — *Donner sur les nerfs :* agacer. — *Attaque de nerfs :* spasmes nerveux.

Que de choses renfermées dans ces quelques lignes! Nous constaterons d'abord que les nerfs sont des organes tangibles, des cordons blanchâtres, fils de transmission pour la sensibilité et le mouvement. De même qu'un câble télégraphique est formé d'un certain nombre de fils réunis entre eux et distincts cependant, les nerfs sont composés de fibres, visibles seulement au microscope, qui conservent chacune leur individualité. Certains, les nerfs *sensitifs*, ne comprennent que des fibres sensitives et ne transmettent que la sensibilité; les nerfs *moteurs,* au contraire, faisceaux de fibres motrices juxtaposées, transmettent la motilité, le mouvement; d'autres, les nerfs *mixtes,* renferment les deux sortes de fibres citées plus haut, mais chaque fibre garde son indépendance et sert exclusivement, ou à la transmission de la sensibilité, ou à celle du mouvement. Les nerfs *sensoriels* conduisent au cerveau les impressions reçues par nos sens qui sont la vue, l'ouïe, l'odorat, le goût, le toucher.

Les nerfs apportent à notre cerveau la conception du monde extérieur; ils lui communiquent ce que voient nos yeux, ce qu'entendent nos oreilles, les odeurs que discerne notre odorat, les saveurs appréciées par notre palais, les impressions de forme ou de température que nous indique le toucher, les sensations de lumière et d'obscurité, d'harmonie et de cacophonie, le parfum d'une fleur, le goût d'un fruit ou l'amertume d'une drogue, le froid du marbre ou la chaleur du poêle; par les nerfs nous percevons le chatouillement d'une mouche, la souplesse d'une étoffe, la rugosité de la lime, le velouté de la pêche, la douleur d'une blessure, la douceur d'une caresse.

Quelles merveilles représentent ces cordons blanchâtres qui renseignent notre *moi*, notre être pensant, sur les choses qui nous entourent; ils nous transmettent la pensée de l'orateur que nous écoutons et de l'écrivain que nous lisons. Tel est le rôle des nerfs sensitifs et sensoriels.

Les *nerfs moteurs* remplissent un rôle tout aussi important; par leur intermédiaire le cerveau commande aux muscles qui, en se contractant de mille manières différentes, reflètent sur notre visage les impressions les plus diverses ou provoquent dans nos membres des attitudes en rapport avec les sentiments qui nous animent : un froncement de sourcils, un sourire, un geste menaçant ou brutal, le geste qui apaise, implore ou pardonne, la marche, la course, le saut, sont autant de manifestations d'ordres envoyés par le cerveau et exécutés par nos muscles mis en action par les nerfs moteurs.

Les fibres nerveuses qui constituent les nerfs, tant moteurs que sensitifs, sont en somme les prolongements des cellules nerveuses qui se trouvent dans le cerveau, la moelle épinière et certains ganglions nerveux. Ces cellules, qui sont très hautement spécialisées, ont pour fonction de déclancher, de lancer dans leurs fibres un *influx nerveux,* c'est-à-dire une vibration, une onde comparable au fluide électrique et qui détermine une contraction des muscles ou une sensation.

Réflexes.

Les sensations perçues par nos organes ne sont pas forcément soumises d'emblée au contrôle de notre moi psychique; certaines sensations provoquent un déclanchement des cellules de la moelle épinière, cellules qui réagissent directement par un mouvement, une contraction musculaire; ces cellules de la moelle épinière sont aussi en relation avec le cerveau, siège du psychisme ; mais dans certains cas, la réaction à la sensation reçue par l'épiderme est produite avant même que notre cerveau n'en soit informé; c'est ce qu'on appelle un mouvement *réflexe.* Si notre main par exemple vient en contact avec un objet brûlant, le réflexe nous fait retirer la main avant même que nous ayons pu nous rendre compte de ce qui s'est passé, avant que nous n'ayons perçu la douleur. Nous pouvons cependant jusqu'à un certain point commander et régler par notre volonté les réflexes, qui, en définitive, sont pour nous une protection naturelle. Mucius Scævola laissa brûler son bras droit sur le bûcher; sa volonté fut plus forte que le réflexe qui lui commandait de retirer ce bras. De même, par l'éducation de notre volonté nous pouvons nous abstenir de tousser, de trembler, de cligner des yeux, de bâiller, de vomir, alors même que nous y sommes sollicités par une excitation de nos cellules nerveuses, par un chatouillement de nos muqueuses. Il est important que nous arrivions à commander à ces mouvements qui sont souvent involontaires et qui cependant peuvent êtres soumis au contrôle de notre volonté.

Automatisme.

Beaucoup d'actes de la vie courante qui au début nécessitent l'intervention de notre volonté deviennent par l'habitude et l'entraînement des actes presque réflexes, ce que l'on désigne par l'*automatisme.* Chacun de nous en rentrant chez soi sort la clé de son appartement avant d'arriver à la porte de son étage, sans y penser, « automatiquement ».

Le bicycliste, le cavalier, qui d'abord font un effort, apportent toute leur tension d'esprit à garder ou à rétablir leur équilibre, arrivent avec l'entraînement à agir automatiquement; avec l'habitude, l'expérience, le groupe de muscles qui doit fonctionner se contracte sans que l'on y pense, sans presque que la volonté entre en jeu. Cet automatisme s'acquiert dans tous les domaines par l'habitude, l'entraînement, la « pratique ». L'ouvrier qui manie le marteau, le pianiste qui fait ses gammes, le chirurgien qui opère, ont besoin au début de toute leur attention pour chacun de leurs mouvements, pour chaque contraction musculaire; avec l'entraînement, beaucoup de ces mouvements deviennent automatiques et ne nécessitent plus aucun effort de la pensée ni de la volonté.

Les nerfs au figuré.

Au figuré nous reprenons notre définition :

Moteur principal : l'argent est le nerf de la guerre. — *Force, Vigueur :* il a du nerf. — *Avoir ses nerfs :* être dans un état d'agacement. — *Donner sur les nerfs :* agacer. — *Attaque de nerfs :* spasmes nerveux.

Ainsi, dans le langage courant, ces organes sont devenus l'image de la force, de la puissance, comme de l'agacement poussé même jusqu'au spasme.

On sait que le fabuliste Ésope, envoyé par son

maître au marché pour acheter ce qu'il trouverait de meilleur, ne rapporta que des langues, car, disait-il, par la langue on apprend la science, la concorde, la vérité; son maître, afin de l'embarrasser, lui commanda ce qu'il y a de pire, mais Ésope, esprit subtil, revint avec des langues seulement, car c'est par elles, affirma-t-il, qu'on répand les mauvaises pensées, la discorde, la calomnie.

Les nerfs sont un peu comme la langue d'Ésope; pour beaucoup ils représentent la vigueur, l'énergie, le courage, mais pour d'autres ils constituent un obstacle, une cause de faiblesse et de gène perpétuelle.

Chacun connaît des individus physiquement faibles, maladifs, qui ne vivent « que par les nerfs » et dont l'activité est souvent prodigieuse et féconde. Nous pouvons citer comme exemples le peintre Watteau, qui était tuberculeux, et dont l'œuvre est empreinte d'un charme infini et d'une grâce souriante; Calvin, dont la santé chancelante n'arrêtait pas l'énergie; Brunetière qui, chétif et délicat, atteint d'un début de grave laryngite, faisait des tournées de conférences; son éloquence prenante était d'autant plus impressionnante que l'on sentait sa voix fragile; l'on se demandait comment une pensée si chaude et si vibrante pouvait prendre naissance dans un corps si frêle.

Qui n'a vu également, et combien c'est plus fréquent, hélas! des gens physiquement robustes qui sont des invalides, des inutiles, du fait de leurs nerfs : des hommes qui, quoique bien portants, promènent de ville en ville leur ennui, leur dégoût de la vie; ils quittent une station d'eaux pour une clinique, consultent successivement médecins, somnambules, magnétiseurs, sans trouver le remède à leur triste état; et combien de femmes fraîches et grasses qui ne peuvent quitter leur chaise longue sans éprouver des vapeurs, des vertiges, des tremblements!

Interprétation des sensations physiques.

Les cordons blanchâtres que sont nos nerfs relient donc notre cerveau, c'est-à-dire le siège de notre intelligence, à toutes les parties de notre corps un peu de la même façon qu'une station centrale de téléphones est reliée par ses fils aux extrémités d'une ville : cette transmission est un phénomène physique; mais notre intelligence, notre « moi », interprète les sensations reçues; elle y répond par des mouvements, par des actes. Or, l'*interprétation* des sensations que nos sens ont perçues, et qui arrivent à notre intelligence par le chemin des nerfs, n'est plus un acte physique, mais un fait *psychique,* un phénomène abstrait. Notre imagination, notre nervosité, notre impressionnabilité plus ou moins grandes, nous font percevoir normalement les sensations telles qu'elles sont réellement; elles peuvent aussi nous les faire amplifier ou négliger. Nous voyons ici combien les phénomènes physiques sont intimement liés à notre vie psychique, quels liens étroits unissent le physique au moral. Pour donner une interprétation tangible des divers modes de nos sensations et des conséquences qu'ils comportent, étudions un exemple banal :

Une personne, dans sa chambre, voit une souris. Suivant l'état de son imagination et le degré d'impressionnabilité de ses « nerfs », cette personne pourra se comporter de façons très différentes :

1° Si elle est très calme, tranquille, nullement nerveuse, elle se dira : Voilà une souris, ces animaux font beaucoup de dégâts ; il faudra me procurer un chat pour les exterminer ;

2° Si elle est plus excitable, mais pourvue d'un certain sang-froid, notre personne aura, à la vue d'une souris, un petit frisson, une certaine frayeur ; mais la raison, modérant la sensation nerveuse, lui permettra de réfléchir ; elle se dira : La souris est pour l'homme un animal inoffensif et peu redoutable ; elle l'effraiera d'un geste, et la souris regagnera prestement son trou ;

3° Dans le cas, enfin, où notre sujet d'expérience est une personne à imagination débordante, dont les nerfs à fleur de peau ne sont pas contrôlés par la raison (ou la réflexion), elle sera affolée, et prévoyant les choses les plus désagréables, elle se réfugiera en toute hâte sur un meuble élevé, inaccessible au pauvre animal, non sans causer des dégâts importants par son intempestive ascension.

De cette simple expérience, cherchons à déduire l'état d'âme de chacune de ces trois personnes :

La première, calme et réfléchie, possède une mentalité en rapport avec son tempérament ; la vue de la souris ne lui a pas apporté d'impression qui soit suffisante pour provoquer une réaction particulière : ses pensées n'ont pas été détournées de leur cours habituel, et sa vie continuera sereine et paisible.

La deuxième, qui a ressenti un moment d'émotion, se remet facilement; elle se dit : J'ai failli avoir peur; puis elle éprouve un certain sentiment de satisfaction à la pensée qu'elle a su réprimer cette crainte puérile et qu'elle est restée maîtresse d'elle-même.

La troisième enfin, nerveuse exagérée, reste un certain temps juchée sur sa hauteur dans un équilibre instable; elle tremble de tous ses membres et n'ose regarder si la souris est partie; après quelques minutes qui lui paraissent un siècle, elle risque enfin un regard effaré autour d'elle et se rend compte du ridicule de sa situation; la vue des objets brisés dans sa fuite éperdue la ramène au sentiment de la réalité; elle constate alors sa bêtise qui a provoqué en elle une agitation stupide, une frayeur injustifiable et peu en rapport avec la faiblesse du quadrupède qui l'a causée. Le résultat de cette émotivité impondérée est de lui procurer plusieurs heures de fatigue, bien plus grande que celle que lui aurait occasionnée un travail assidu.

Ces trois personnes ont vu le même objet : une souris; chez toutes trois, les nerfs de la vue ont transmis au cerveau la même impression, mais le cerveau l'a interprétée d'une manière différente et a réagi par des gestes différents. La première enregistra la sensation avec une parfaite sérénité;

la seconde, cédant à une impression instinctive de peur, a corrigé instantanément cette impression par le raisonnement; la troisième a éprouvé une crainte injustifiée; sans prendre le temps de réfléchir, elle a perdu son sang-froid, elle n'a pas été capable de dominer ses nerfs.

Quelle est la plus heureuse des trois?

Est-ce la première, qui n'a rien éprouvé?

La troisième, qui est atterrée et navrée de sa conduite?

A notre avis, c'est la seconde, la bonne nerveuse, car elle a ressenti une impression de peur et a su la corriger, la contrôler; il lui reste une sensation de satisfaction intime, car elle a remporté la victoire sur ses nerfs; elle a su garder son calme.

Et nous concluons qu'il est bon d'être « nerveux » lorsque notre volonté exerce un contrôle sur nos nerfs et sait les arrêter en temps utile; au contraire, il est déplorable d'être un nerveux qui se laisse aller au gré de son imagination exaltée.

Chacun sait que lorsque plusieurs personnes ont été témoins d'un même événement, si simple soit-il, elles le racontent chacune d'une manière différente, parce que l'interprétation personnelle entre en jeu.

Dans les exemples que nous venons de donner, il s'agit d'un phénomène extérieur; le même fait se produira lorsque notre propre corps est en jeu; si après avoir été mouillés pendant un orage et avoir eu froid, nous avons le soir un sentiment de courbature, cette sensation sera interprétée différemment par nos différents sujets d'expérience : le premier n'y attachera aucune importance ; le second mettra de la teinture d'iode ou frictionnera le côté douloureux ; le troisième, anxieux, se persuadera qu'il a une pleurésie ou une fluxion de poitrine et fera appeler en hâte le médecin, pour un « cas très urgent ».

En face d'un beau tableau ou d'un spectacle impressionnant de la nature, d'un coucher de soleil sur les glaciers dorés, ou d'une mer démontée par la tempête, l'un gardera son calme perpétuel, le second admirera profondément et ressentira une certaine émotion agréable ; le troisième témoignera son enthousiasme par des paroles lyriques, et frappera des mains ou dansera de joie.

Ainsi donc, ce que nous appelons les nerfs au figuré, le fait d'être nerveux, c'est la manière plus ou moins exaltée, plus ou moins énergique avec laquelle nous interprétons et nous réagissons aux sensations qui arrivent à notre intelligence. La nervosité est proportionnelle à l'impressionnabilité, à l'intensité de nos réactions, aux sensations reçues.

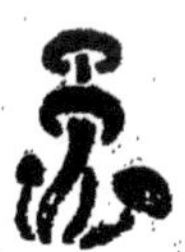

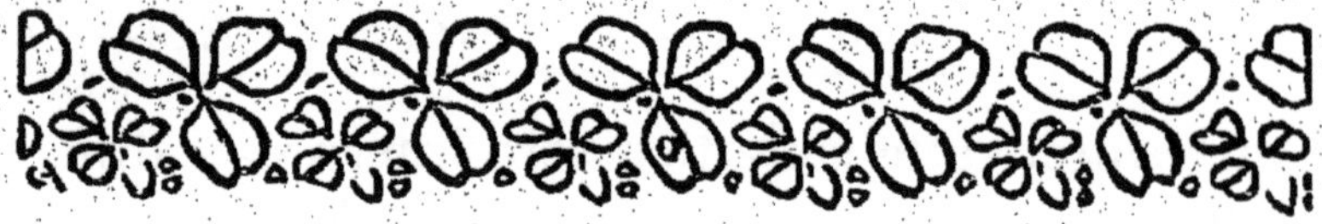

II. — HYGIÈNE DES NERFS

Plus l'homme est intelligent et civilisé, plus il a d'imagination, plus sa vie intellectuelle est intense, plus aussi ses sensations sont violentes ; il éprouve à un degré plus accentué les impressions de peur, de joie, de douleur, de plaisir.

Or, l'hygiène des nerfs consiste à aiguiser la perception des sensations utiles et agréables, tandis que nous tâcherons de négliger, de diminuer les impressions pénibles, douloureuses et angoissantes. Nous devons dresser notre esprit à apprécier, à profiter de ce que la vie nous apporte de beau et d'aimable, et à négliger, à fermer les yeux sur les ennuis et les misères auxquels chacun de nous est exposé. En un mot, nous devons être optimistes, c'est-à-dire savoir apprécier le bon côté des choses et tirer le meilleur parti possible de chaque situation. J'entends d'ici les objections : « Je suis pessimiste, je ne pourrai jamais me changer; ma vie a été manquée dès le début, que pourrais-je y trouver de bon? Mes parents étaient nerveux, chez moi c'est héréditaire. »

Ces objections n'ont aucune valeur. Tout individu intelligent (et qui dit nerveux dit presque toujours intelligent) peut avec de la volonté acquérir le contrôle de ses nerfs, acquérir le sang-froid moral.

C'est beaucoup plus facile qu'il ne le semble à première vue.

Notre état nerveux est la résultante de facteurs divers; il provient de l'*hérédité*, c'est-à-dire de l'influence léguée par nos parents, mais il est puissamment modifié par l'éducation, l'instruction; les circonstances de la vie, la rencontre de bonnes ou de mauvaises influences le façonnent aussi; enfin, les dons naturels d'imagination, d'intelligence, de facilité de travail, de mémoire, de compréhension ont une grande influence sur la nervosité; nous savons combien ces dons peuvent être augmentés et mis en valeur par le travail et l'entraînement. Notre être physique, notre état de vigueur ou de faiblesse corporelles ont une répercussion sur notre état moral; cependant, comme nous l'avons dit plus haut, la corrélation est loin d'être constante, et peut être modifiée.

Le *sang-froid moral*, c'est-à-dire le contrôle constant de nos nerfs par notre volonté, nous devons l'apprendre de la vie comme nous apprenons le sang-froid physique; c'est avant tout une question d'entraînement. L'enfant a peur de tout, un rien le fait éclater en sanglots, le pousse irrésistiblement dans les jupes de sa mère; le sifflet d'une locomotive, les ombres, la nuit, le tonnerre, l'effraient parce qu'il ne peut les comprendre; ces craintes puériles cessent avec l'expérience, avec l'entraînement de la vie et les conseils de ses parents. De même, les débutants dans la pratique des sports sont timides et inquiets; ils hésitent parce qu'ils ne se sentent pas sûrs de leurs mouvements. Lorsque par la pratique ils ont appris la manœuvre du ballon de football, de la raquette de tennis, de la bicyclette, ils savent qu'ils peuvent se lancer, ils ont confiance en eux-mêmes, et la crise difficile est franchie ; ils acquièrent bien vite alors le sang-froid nécessaire, ils font instinctivement le geste qui saisit la balle au bond, qui évite l'obstacle dangereux.

Dans les crises morales que nous avons à traverser, nous devons aussi apprendre à juger rapidement les situations, à voir froidement la meilleure décision à prendre, et ne jamais nous abandonner aux événements sans avoir réfléchi, sans savoir où nous allons. A notre avis une place importante doit être réservée aux sports dans l'éducation de la jeunesse, car les sports façonnent et trempent les caractères en même temps que le corps. Ils apprennent à être « beau joueur », c'est-à-dire à accepter philosophiquement le succès et la défaite, à ne pas ergoter sur l'échec remporté à la première partie, mais à donner tout son effort pour la revanche.

Jamais il ne viendra à l'idée d'une personne de bon sens de piloter un automobile sans en savoir manœuvrer les freins ; l'instruction du chauffeur doit commencer par l'étude des moyens qu'il emploiera pour arrêter sa machine ; lorsqu'il connaîtra à fond la pédale qui arrête, le levier qui frène, il pourra se lancer sur la route, il s'assurera que sa vitesse peut être à tout instant modérée, qu'il lui suffit d'un geste pour s'arrêter. L'homme raisonnable agira ainsi avec son imagination, avec ses nerfs; sans doute il pourra, s'il le veut, laisser galoper ses idées, laisser folâtrer la folle du logis, mais à la condition de les garder sous le contrôle constant de sa volonté; lorsque viendra le tournant dangereux, il sera prêt à s'arrêter, il coupera l'élan de sa pensée, il ne se laissera pas griser par sa passion ou par ses sens; sa volonté éclairée sera là pour le ramener au sentiment de la réalité.

Influence du moral sur le physique.

Beaucoup de personnes doutent que le moral puisse avoir une grande influence sur le physique, et comprennent difficilement qu'il est nécessaire d'avoir des idées saines pour se bien porter. L'influence de l'esprit sur le corps et sur le fonctionnement de nos organes est indéniable; chacun sait qu'une mauvaise nouvelle arrivant au moment du repas peut complètement couper l'appétit; l'action du « trac » sur les intestins est bien connue de tous ceux qui ont pratiqué le théâtre d'amateurs; ce même trac donne fréquemment des palpitations du cœur. Toute émotion est susceptible de faire rougir, pâlir, de provoquer une sueur froide, un tremblement nerveux; on pourrait allonger considérablement cette liste d'exemples. Le corps aussi a une influence sur l'esprit; personne n'ignore qu'une mauvaise digestion (dyspepsie) a tendance à rendre hargneux et désagréable; une élévation trop forte de la température du corps (fièvre) provoque le délire; une violente migraine rend incapable de tout travail intellectuel; des bourdonnements d'oreilles prolongés rendent nerveuses les personnes les plus calmes et peuvent conduire à la mélancolie.

Notre corps et notre esprit ont donc une répercussion continuelle l'un sur l'autre, et l'homme ne peut pas se vanter de pouvoir faire complètement abstraction de la bête qui est en lui; il peut cependant, s'il le veut bien, s'en désolidariser fréquemment.

L'hygiène des nerfs consistera donc à faire vivre en bonne harmonie notre corps et notre esprit. Dans toute association tant commerciale qu'artistique ou matrimoniale, chaque partenaire a sa propre personnalité et l'entente ne peut être complète qu'en pratiquant des concessions mutuelles. Dans l'association de notre esprit avec notre corps, nous devons suivre le même procédé, nous devons donner nos préférences à notre esprit, à notre intelligence qui sont ce que nous avons de plus noble et de meilleur, mais sans négliger notre être physique, sans le surmener, sans lui imposer un travail au-dessus de ses forces. Combien de pauvres infirmes, d'estropiés physiques dont l'esprit sait se contenter d'un corps difforme et précaire de santé! Ces êtres physiquement mal partagés, boiteux, aveugles, sont souvent parfaitement heureux; à plus forte raison les privilégiés qui ont une santé suffisante doivent trouver le moyen de vivre heureux avec leur corps; ils doivent apprendre à négliger les petites douleurs vagues, les petits grincements qui se produisent nécessairement dans une machine aussi compliquée que l'est l'organisme humain.

Le bonheur. — Nous parlons de « vie heureuse », de « bonheur ». Qu'entendons-nous par ces mots?

L'homme heureux est celui qui sait se contenter de son sort, qui sait être utile à ses semblables, qui sait borner ses désirs à des choses réalisables; celui-là est en bonne santé morale. Comme le conseille C. Wagner (*A travers les choses et les hommes, Pour apprendre à vivre*), s'il nous vient un bonheur, ouvrons-lui nos cœurs et nos maisons : « Soyons heureux, prenons soin de ne rien perdre des heures propices. Puisqu'il en est tant qui nous font une mine sévère, sourions à celles qui nous sourient.

« Apprendre à être content, c'est ne pas dépendre des hasards de la vie. Pouvoir supporter la pluie et le beau temps, le chaud et le froid, le travail et le recueillement, la gloire et l'obscurité, le repos et l'activité, la société et la solitude, cela s'appelle avoir appris à être content dans toutes les situations où l'on se trouve.

« Un homme de caractère viril ne dépend pas des événements. Même quand les choses vont mal, il garde le sang-froid et l'équilibre. Il se débrouille. Un débrouillard se tire d'affaire partout et trouve moyen d'être content de peu de chose.

« Loin de vous empêcher d'améliorer votre sort, cet art de tirer parti, même des circonstances défavorables, vous aidera puissamment à vivre et vous donnera cette bonne humeur victorieuse qui entretient le cœur joyeux aux ouvrages les plus ardus, éclaire les passages difficiles, et enlève les obstacles d'assaut. »

Le bonheur parfait n'existe pas, et certes tout n'est pas pour le mieux ici-bas dans le meilleur des mondes; mais l'homme heureux est celui qui sait se contenter d'un *bonheur relatif*. Or pratiquement ce bonheur relatif est à la portée de chacun : il suffit de savoir le reconnaître et l'apprécier. L'ambitieux effréné qui vise sans cesse à grimper plus haut dans l'échelle sociale trouvera toujours un autre mieux placé que lui, et sera malheureux parce que insatiable.

La maîtresse de maison qui cherche un domestique parfait ne sera jamais satisfaite; tel maître, tel valet, la perfection ne se trouve ni chez l'un ni chez l'autre; il faut savoir faire certaines concessions, et se contenter d'une servante dont les défauts sont compatibles avec une bonne tenue de maison; bonheur relatif ! Mais l'honnête homme, qui selon sa situation et ses moyens s'efforcera de remplir consciencieusement sa tâche, de jouer son rôle utile dans la société, si petit soit ce rôle, et qui trouvera moyen encore d'aider un plus petit que lui, celui-là pourra être heureux. Comme Titus, il pourra se coucher le soir avec la satisfaction de n'avoir pas perdu sa journée ; certes il cherchera à améliorer sa situation tant morale que matérielle, mais il le fera sans acrimonie, sans jalouser ceux qui ont réussi mieux que lui; et souvent il pourra se rendre compte que le bonheur n'est pas proportionnel au rang social, aux honneurs, aux fortunes, aux succès.

Comme médecin de quartier, d'indigents, comme docteur d'hôtel et de sanatorium, nous avons été à même d'observer des familles de toutes les classes de la société; nous avons vu dans l'intimité que nécessite notre profession, dans des circonstances souvent difficiles et parfois tragiques, des gens des conditions les plus diverses; or, nous avons acquis la ferme conviction qu'il y a plus de gens heureux parmi les simples, les humbles, les ouvriers que parmi ceux qui sont haut placés; dans un grand nombre de cas nous aurions préféré être dans la peau du modeste artisan plutôt que dans celle du châtelain envié de tous. Et dire que des utopistes cherchent à démolir la société actuelle pour favoriser les humbles! Cela nous amène à affirmer que le rang, le luxe, l'argent, les fêtes, les plaisirs ne procurent pas le bonheur; certes ils peuvent avoir leur charme, mais ils ne suffisent en aucun cas; le vrai bonheur n'est ni bruyant ni tapageur, il est l'apanage du simple. La satisfaction intime d'avoir consolé un ami affligé, d'avoir remporté une victoire sur soi-même, donnera toujours plus de bonheur que le luxe effréné d'une fête somptueuse ou que la plus flatteuse distinction honorifique. Le bonheur ne se trouve pas quand on le cherche, il ne se laisse pas prendre, il vient de son plein gré ou pas du tout, il n'arrive pas quand on l'appelle. Ne croyez pas que le bonheur se trouve dans l'absence de soucis, d'ennuis, de responsabilités; bien loin de là, ce sont les difficultés qui font apprécier le succès; à vaincre sans péril on triomphe sans gloire, et sans plaisir. Seule la maladie fait apprécier la santé, seuls les jours de pluie font jouir du beau temps.

Interrogez un homme qui a su par son travail se faire une brillante situation; il vous dira que ses meilleurs jours ont été ceux pendant lesquels il avait le plus de soucis, pendant lesquels il a lutté; au fur et à mesure que sa carrière se dessinait, que les difficultés diminuaient, le bonheur tendait aussi à s'enfuir. En évitant les responsabilités, on refuse le bonheur, on ignore le charme de la difficulté vaincue.

L'hygiène des nerfs, dont le but est d'acquérir une *bonne santé morale,* consistera donc à savoir limiter ses désirs, à savoir se contenter du bonheur relatif que chacun peut voir se réaliser dans sa sphère; il s'obtiendra par un effort constant vers le bien et le beau, par la préoccupation continuelle de faire aux autres ce que nous voudrions qu'ils fissent pour nous, et d'éviter soigneusement de leur faire ce que nous ne voudrions pas qu'il nous fût fait.

Lorsque par l'effort soutenu de notre volonté nous serons arrivés à nous rapprocher de cet idéal, nous n'aurons plus à craindre de tomber dans la catégorie des nerveux oisifs et inutiles; nous ne traverserons pas la vie en mécontents et en rebelles, mais nous aurons conscience de faire œuvre utile, nous serons assez forts pour dompter nos nerfs, pour vivre avec eux en bonne intelligence; nous veillerons à les soumettre à un contrôle attentif qui les empêchera de nous mener là où nous ne voulons pas aller, et de nous faire dire ou exécuter des choses que nous aurions ensuite à regretter. Cette hygiène des nerfs ne nous imposera pas *une vie triste*, indéfiniment sérieuse et grave; certes non : elle nous autorisera à prendre part à tous les plaisirs raisonnables, à toutes les satisfactions modérées; celui qui fait bien son devoir, qui ne perd pas sa journée, a une tendance naturelle à la gaieté; il sourit aux siens qui subissent son influence et lui montrent un joyeux visage; il sourit à la vie dont il apprécie les bons côtés, et la vie lui sourit en retour.

Hygiène physique des nerfs.

Si l'hygiène morale est de beaucoup la plus importante pour les nerfs, il est important de ne pas négliger l'hygiène physique; ceux qui ont tendance à être trop nerveux éviteront de mener une vie sédentaire, ils réserveront une place pour l'exercice au grand air, la marche, le sport modéré; enfin, étant excitables, ils devront éviter d'une façon générale les substances excitantes : l'alcool sera entièrement proscrit ou consommé en quantité très modérée; le café, le thé seront supprimés ou pris très légers, additionnés de lait; les épices, les condiments (poivre, cannelle, cumin, gingembre, cornichons, vinaigre, moutarde, etc.), seront évités ou utilisés avec une grande parcimonie; les nerveux n'abuseront ni de la viande, ni surtout des gibiers ou des viandes faisandées (1). L'absence d'excitants physiques les aidera à lutter contre leur excitabilité tant morale que physique.

A l'euphorie factice donnée, par exemple, par une forte dose d'alcool succède fatalement une dépression plus accentuée encore, et le nerveux n'aura pas avantage à se procurer cette excitation.

1. Voir à ce sujet *La Cuisine hygiénique*, par Mme Cl. Faure, Introduction médicale par Dr R. Guillermin. — Librairie Larousse.

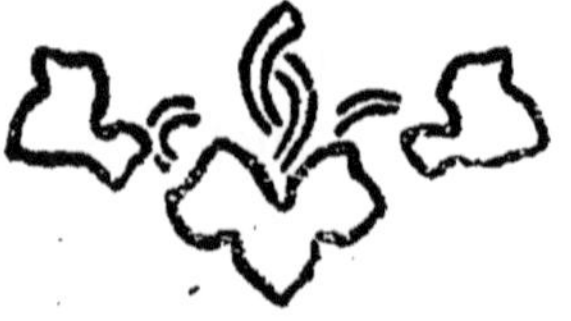

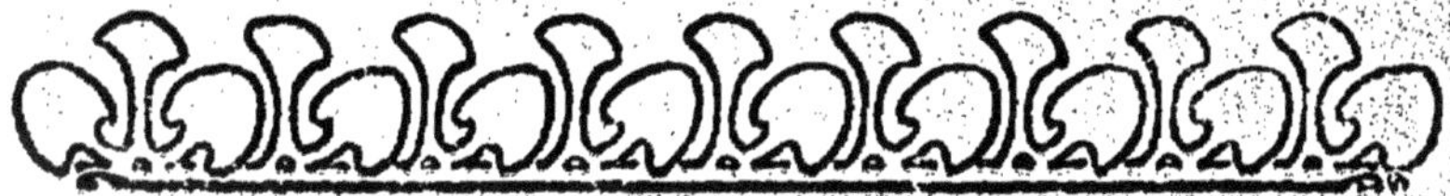

III. — LES NEURASTHÉNIES, LEUR TRAITEMENT MORAL

Nous avons étudié les nerfs et leur hygiène, nous arrivons maintenant à leurs maladies et au traitement que nous devons leur opposer. Les personnes qui souffrent de leurs nerfs, qui sont atteintes de nervosité sont appelées en général des neurasthéniques.

Définition des neurasthénies.

Nous parlons « des neurasthénies » au pluriel, car il ne s'agit pas ici d'une maladie définie, comme la fièvre typhoïde ou le tétanos, due à un microbe connu et justiciable de nos traitements médicaux habituels.

Les neurasthénies sont plutôt la conséquence d'une déformation morale, d'une fâcheuse habitude psychique que d'une maladie physique.

Sans doute une déviation psychique peut, dans certains cas, altérer la santé physique et devenir le point de départ d'une maladie réelle; il peut arriver aussi qu'un mauvais fonctionnement de nos organes physiques amène des troubles dans notre santé morale; ces cas, sans être bien rares, ne sont pas les plus fréquents. La plupart du temps les neurasthénies sont des affections morales, provoquées par un mauvais fonctionnement psychique, une interprétation vicieuse ou erronée de nos perceptions et de nos sensations; elles sont donc justiciables d'un traitement moral.

Il est fréquent que des chagrins, un deuil, des revers de fortune, une maladie aiguë, un surmenage, quel que soit son genre, amènent un état nerveux spécial, une crise aiguë de neurasthénie; mais ces crises-là ne durent pas longtemps si la mentalité de celui qui les traverse est suffisamment forte et éclairée. Comme aucun homme ici-bas ne saurait être exempt de ces soucis et de ces tristesses, il est nécessaire que chacun de nous soit en mesure d'y faire face, et de les supporter vaillamment.

Le mot *neurasthénie*, formé de racines grecques, signifie défaut de force nerveuse.

Il n'y a guère qu'une quinzaine d'années que le mot neurasthénie a fait son apparition en Europe, importé dit-on d'Amérique. Si le mot est nouveau, la chose est ancienne; les Romains de la décadence étaient des neurasthéniques ainsi que les hypocondres que Platon avait bannis de sa république.

Le nervosisme a sévi chez tous les peuples aux périodes de civilisation à outrance et de *trop grande* prospérité; il est la rançon d'une société trop policée, d'une instruction trop répandue et mal comprise. Les grandes dames du siècle de Louis XIV qui avaient leurs vapeurs et que soulageaient les pilules de mie de pain n'étaient autres que des neurasthéniques.

Le mot nouveau semble avoir donné un regain d'actualité à cette déformation morale ; il l'a mise à la mode. Il était de bon ton dans ces dernières années de « faire de la neurasthénie » ou, à défaut, d'avoir un frère ou une cousine neurasthénique. Aujourd'hui, on en a abusé et c'est beaucoup moins bien porté ; le neurasthénique par snobisme est démodé, comme les manches à gigot ou les jupes à panier.

Causes du nervosisme.

Une foule de causes sociales ont été invoquées pour expliquer la riche éclosion de névrosés qui pullulent à notre époque : d'une part le confort toujours plus grand qui rend « douillet », le luxe effréné des riches, la facilité des communications, la rapidité toujours plus vertigineuse de nos moyens de transport (bicyclette, automobile, aéroplane) dont l'évolution rapide n'a pas permis à nos facultés physiques l'accoutumance graduelle ; d'autre part, la cherté de la vie, la fortune trop rapide de certains industriels, la carrière prodigieuse de quelques hommes politiques, la publicité donnée aux crimes par certains journaux, le besoin de paraître qui sévit dans tous les milieux, les connaissances médicales incomplètes répandues dans le public et trop souvent mal comprises, l'instruction supérieure trop facilitée : toutes ces causes ont pu avoir une répercussion sur la santé morale de nos contemporains. Si l'on se reporte à cinquante ans en arrière, l'on juge combien l'évolution a été rapide, combien les chemins de fer, le téléphone, la télégraphie avec et sans fil, la vapeur, la force électrique, les autos, ont transformé notre vie extérieure, avec leurs répercussions sur le commerce, l'industrie, la valeur de l'argent, etc. Si l'on réfléchit que l'évolution physique de l'homme, par contre, est lente et qu'elle a pour ainsi dire été insensible pendant ces mêmes cinquante années, l'on peut s'expliquer que l'adaptation de nos nerfs, que notre éducation morale aient été dépassées par le flot des découvertes et des progrès économiques. Il en résulte un défaut d'équilibre, une crise difficile à franchir; quelles qu'en soient les raisons dont la discussion nous entraînerait trop loin, la crise de nervosisme est là et c'est contre elle qu'il nous faut réagir.

Quant à l'influence des sexes sur la nervosité, nous ne pensons pas qu'originellement la femme ait été plus mal partagée que l'homme. Par les circonstances de la vie l'homme est appelé en général à prendre plus de décisions et à endosser plus de responsabilités ; ses obligations l'obligent à acquérir un certain sang-froid ; il a plus de facilités physiques pour les sports, et cet entraînement, lorsqu'il est bien réglé, le favorise ; il a moins de temps pour s'analyser lui-même ; toutes ces raisons font que l'homme sait généralement mieux dominer ses nerfs, ou tout au moins dissimuler les manifestations extérieures de sa nervosité : il « a l'air » moins nerveux.

Si la « crise de nerfs » est généralement une manifestation féminine, l'homme souffre du nervosisme sans le montrer autant, il souffre plus en dedans; il traduit moins ses sensations par des pleurs, des sanglots, des cris de joie; son enthousiasme est en général plus modéré; mais fréquemment si ses yeux sont secs, son cœur pleure; s'il reste silencieux, son « moi » bien souvent ressent une noire détresse.

La femme a presque toujours une sensibilité plus affinée que celle de l'homme; les qualités de cœur, la puissance d'affection, la force du sentiment maternel qui font le charme et le mérite de la femme en font souvent aussi un être d'imagination et de nerfs un peu fragiles. La tendance nouvelle du féminisme qui cherche à faire de la femme un être de lutte, à la lancer dans la mêlée de la vie au lieu de l'abriter dans la chaleur du foyer, cette tendance, si elle se généralise, forcera la femme à dompter ses nerfs, à développer son énergie peut-être aux dépens de son cœur... Mais verrons-nous se réaliser cette ère nouvelle? Pensons-nous que cette transformation soit désirable? Voilà des questions que nous n'avons pas la prétention de résoudre.

Actuellement nous avons l'impression que la femme et l'homme sont également atteints par le nervosisme, la femme étant plus exposée à perdre sa contenance, et l'homme sachant mieux conserver un semblant de sang-froid.

Principaux défauts du névrosé.

Les quatre défauts principaux qui caractérisent la grande majorité des neurasthéniques peuvent se résumer à ceci : ils sont trop excitables, trop fatigables, trop suggestibles, et ils sont pessimistes. Nous tâcherons d'examiner successivement ces quatre défauts qui sont les caractères prédominants des neurasthéniques; leurs effets se pénètrent fréquemment, car c'est leur combinaison même, leur association malheureuse, leur coalition néfaste qui aboutissent à la déviation morale de la nervosité; nous exposerons en même temps le mal et le remède, car l'analyse du défaut implique la correction nécessaire, c'est-à-dire son traitement moral.

Excitabilité. — Les névrosés sont trop *excitables.*

L'excitabilité est la faculté de réagir, de répondre par une réaction aux perceptions qui nous arrivent; c'est la propriété primordiale des êtres vivants, et c'est une qualité précieuse; mais son exagération devient un défaut sérieux. En effet, le névrosé exalte ses sensations; au lieu de voir les choses comme elles sont, il les amplifie, les exagère, les déforme; et le plus souvent c'est à son désavantage. Chez lui les petits ennuis, les légères contrariétés, deviennent désastres et catastrophes; le moindre événement qui l'affecte prend à ses yeux une importance considérable et lui procure une violente émotion. Il ne peut en détourner sa pensée, et en voit les pires conséquences.

Toutes ces notions se pressent dans son esprit, pêle-mêle, en désordre. Il y réagit par une série de décisions souvent contradictoires, et commet ainsi erreurs sur erreurs; bien entendu, il en supporte ensuite les fâcheux effets, ce qui ne contribue pas à le sortir d'embarras.

En somme le névrosé attribue aux faits une importance qu'ils ne comportent pas; il a une tendance à tout exagérer.

Notre vie est composée de petits événements, qui, pris séparément, n'ont pas une grande répercussion dans notre existence; il est rare que nous ayons à prendre rapidement une décision irrémédiable. Les faits qui ont une influence profonde sur notre vie se comptent aisément : nous n'en trouvons pas un tous les jours, souvent pas un par mois; quelquefois une année entière se passe sans que la vie nous apporte d'heure vraiment décisive, d'heure qui marque une étape dans le cours de notre existence. Et si les contingences importantes, celles qui sont dignes de nos préoccupations, sont rares dans la vie, pourquoi nous exciter par des futilités, pourquoi nous faire chaque jour des soucis cuisants, et nous émouvoir pour des choses qui n'en valent pas la peine? La trop grande excitabilité mène à l'emportement, à la colère, à la réaction démesurée de la mentalité; à quoi servent ces manifestations? Je vous le demande. L'observation juste que l'on fait froidement n'est-elle pas bien plus efficace que l'accès de colère qui fait dépasser le but..... et manquer la chose! Comment pouvons-nous prétendre à la tranquillité d'esprit nécessaire à un travail utile si nous sommes rongés par d'incessantes préoccupations portant sur des choses insignifiantes?

Comment pouvons-nous aspirer au confort moral si notre imagination bat la campagne, si nous faisons d'un fossé un précipice et d'une taupinière une montagne infranchissable.

Nous remarquerons en passant que les névrosés, qui perdent leur sang-froid pour une bagatelle, ont souvent une présence d'esprit et un calme remarquables en face d'événements graves ; à l'heure du danger ou sur la table d'opération, ils savent se comporter en braves. Mais ces circonstances-là sont rares; les piqûres d'épingles sont plus fréquentes dans la vie que les graves accidents ou les incisions de bistouri. Il est donc primordial que nous sachions nous comporter bravement dans les petites occasions qui sont le pain quotidien de la vie.

Prenons si vous voulez un exemple sportif : certains sujets sont bons à l'entraînement, qui ne valent rien le jour de la course ou du match ; d'autres, au contraire, dont l'entraînement est insignifiant et terne font des prodiges lorsque le prix se dispute. Là est la différence entre ce que nous appellerons « le bon nerveux » et le « mauvais nerveux » ou névrosé. Tous les individus nerveux, et il faut être nerveux pour être un bon sportsman, auront à l'occasion d'une course, d'un match, une certaine excitation; si cette excitation est modérée, contrôlée par la volonté, elle sera précieuse et conduira à la victoire; si au contraire elle est démesurée, si elle se traduit par une émotion violente et si le sang-froid ne la règle pas, elle sera néfaste; le meilleur joueur à l'entraînement pourra perdre la partie le jour du match.

Apprenons donc à former notre volonté de façon à garder un contrôle constant sur l'excitabilité de nos nerfs; ne nous laissons pas exciter sans tempérer et régler l'excitation par notre sang-froid, notre raison, et les nerfs seront pour nous une aide merveilleuse, ils nous mèneront au succès. Rappelons-nous que, bien disciplinés, les nerfs sont d'excellents serviteurs; mais ils sont toujours des maîtres déplorables; nous devons les diriger et non pas les subir! Il faut leur commander et non leur obéir! Nous pourrions transporter notre exemple de sport dans une infinité d'autres domaines; citons la jeune fille qui fait ses études de piano, un exemple courant s'il en fût; elle exécutera son morceau sans accroc, sans une faute à sa leçon; vient l'examen : la meilleure élève, paralysée par la peur, incapable de surmonter l'excitation de ses nerfs, n'arrive pas à jouer deux mesures de suite; et qui obtient le prix? C'est une fillette peu musicienne, mais munie d'un aplomb imperturbable; celle-là sait mesurer son excitation, elle a la volonté de faire un bon examen, elle réussit; elle ne connaît pas la peur qui paralyse, mais elle a l'émotion qui « donne des ailes ». Il faut avoir de l'aplomb dans ce monde pour arriver; si l'on en manque, il faut savoir l'acquérir; c'est très facile : les plus timides sont ceux qui à l'occasion ont le plus d'audace; ils exagèrent même quelquefois, car ils ont une difficulté pour la mesure, et ils peuvent arriver à l'impudence. Il y a là comme partout une question de sang-froid et de tact.

Le meilleur moyen de passer un bon examen est certainement de bien connaître son sujet, d'avoir travaillé d'avance et consciencieusement... mais cela ne suffit pas; il faut encore au jour dit être en possession de tous ses moyens, et se présenter avec *confiance*, avec la certitude de réussir : cette méthode-là ne connaît pas d'obstacles. Il ne faut jamais douter de soi-même et se croire incapable de vaincre une difficulté ; non, il faut avoir la foi dans son étoile et lutter avec l'espoir de triompher. Une bataille à laquelle on marche sans entrain, sans confiance, est perdue d'avance. L'excitabilité est donc une aide admirable pour ceux qui savent la modérer, la doser, et c'est une infirmité pour ceux qui ne savent pas la contrôler. Nerveux qui me lisez, essayez, commencez par de petits problèmes faciles à résoudre, proportionnés à vos forces; apprenez à dominer votre exaltation pour des choses simples, faciles, et peu à peu vous serez étonnés de vos progrès. Affectez, vis-à-vis de vous-même, de juger avec une profonde indifférence la situation qui vous embarrasse. Demandez-vous ce que vous conseilleriez à un ami s'il se trouvait dans la situation qui vous préoccupe vous-même; aussitôt que notre personnalité n'est plus directement en cause, notre jugement s'assainit. Il faut savoir faire cette petite opération intellectuelle honnêtement, car on peut en tirer grand profit. Il est malheureux que l'éducation de la volonté ne trouve pas place à l'école, car les jeunes gens auraient beaucoup moins de peine à se faire une bonne santé morale que les adultes à se corriger. La jeunesse a une tendance naturelle à l'optimisme; elle se nourrit d'illusions.....; avec l'âge et l'expérience, il faut déchanter. La vie est moins belle que le rêve : d'où regrets et déceptions; sans être un rabat-joie ou un oiseau de mauvais augure, le professeur devrait amicalement informer ses élèves, les mettre en garde contre les obstacles et les difficultés qu'ils rencontreront sur leur chemin; il devrait les préparer à savoir accepter avec résignation les inégalités sociales, les former à la notion des bonheurs relatifs; en un mot, il devrait les amener à une saine conception de la vie, quitte à les pousser moins loin dans l'étude de la philosophie théorique.

Souvent les enfants, tout petits encore, sont déjà nerveux, et comment ne le seraient-ils pas avec l'exemple de parents neurasthéniques (1)! Le maître alors doit s'appliquer à les corriger par sa protection affectueuse; il doit savoir les encourager, les modérer, les amener à acquérir le sang-froid moral. Plus tôt commencera l'éducation de la mentalité, mieux cela vaudra. Sans doute, il sera difficile souvent de contre-balancer la fâcheuse influence de parents exaltés et mal équilibrés; mais quelquefois, par sa persévérance, le maître y réussira et ce sauvetage moral sera pour lui une source de légitime satisfaction.

Les parents nerveux donnent à leurs enfants un exemple déplorable; ils sont de tristes éducateurs,

1. Dans la bénédiction de mariage persan, il est dit : Pour que vos actions ne soient ni vaines ni folles, craignez déjà les yeux futurs de vos enfants.

et leurs familles auront beaucoup de peine à remonter ensuite la côte et à corriger des défauts ancrés dès l'enfance; c'est pourquoi les pères et les mères doivent s'efforcer plus que tous d'agir raisonnablement, de récompenser et de punir avec tact et avec mesure; ils doivent éviter avec soin les emportements, les colères, les disputes, ils doivent prêcher d'exemple, afin que leurs enfants n'aient pas à souffrir plus tard d'une trop grande excitabilité. Une main ferme et juste dans un gant de velours, une autorité affectueuse et sans faiblesse, des encouragements fréquents, une bonne humeur inébranlable, voilà la base sur laquelle s'appuiera un bon éducateur. A tout âge, nous sommes susceptibles de nous corriger et de nous perfectionner; je connais des vieillards auxquels il a suffi d'indiquer que leur pénible état nerveux était dû à une trop grande excitabilité, pour qu'ils se corrigent d'eux-mêmes. Donc, cultivons notre excitabilité, cette force si précieuse, mais sachons la contrôler; qu'elle ne dégénère pas en agacement; ne nous laissons pas irriter et déprimer pour de petites misères, pour des douleurs sans importance, mais sachons lutter avec énergie, avec persévérance pour toutes les causes nobles et dignes de nos efforts.

Fatigabilité. — Les neurasthéniques sont trop fatigables.

La fatigue est, d'après P. Lagrange, « une diminution du pouvoir fonctionnel des organes, provoquée par un excès de travail et accompagnée d'une sensation caractéristique de malaise »; cette définition s'applique à l'homme sain et normal. Il est normal, en effet, qu'un excès de travail soit la cause d'une sensation de malaise : la fatigue; cette sensation de malaise cesse tout naturellement par le repos. La machine humaine ne peut marcher indéfiniment; le sommeil est notre repos naturel, et il occupe à peu près le tiers de nos jours, le tiers de notre vie.

L'homme le mieux équilibré, le plus vigoureux que nous puissions imaginer est donc fatigable; mais le neurasthénique, lui, est épuisé par une somme de travail *inférieure* à celle qu'il pourrait fournir normalement; il ressent cette sensation particulière de malaise que nous appelons la fatigue avant le moment où il devrait la ressentir; sa puissance de production est donc diminuée, il n'arrive pas à fournir la somme de travail qui correspond à ses forces physiques ou à ses facultés intellectuelles.

La cause principale de cette fatigabilité, de cette fatigue prématurée, anticipée, c'est l'émotivité, l'émotion dont le neurasthénique assaisonne tout ce qu'il fait; le travail modéré, tant intellectuel que physique, ne fatigue pas tant par lui-même que par l'émotion que le nerveux y ajoute. Le travail, l'exercice sont capables de reposer, de donner une impression physique et morale de bien-être si nous n'y joignons pas une émotion fâcheuse. Et quand nous parlons de travail, nous l'entendons dans le sens le plus large que comporte ce mot : comme l'activité, la dépense d'énergie; cela peut être aussi bien une tâche physique, un travail intellectuel, qu'un devoir professionnel, qu'un plaisir même ; le plaisir fatigue souvent plus qu'il ne le semble à un esprit superficiel. Or, quel est le moyen de fournir un travail sans se fatiguer? Il est bien simple : il suffit de faire sa tâche avec conscience, avec zèle même, mais aussi avec bonne humeur, et sans se laisser émotionner, quoi qu'il arrive; plus le travail est délicat, fin, ardu, plus le calme sera nécessaire; le névrosé, qui est en général maladroit et qui casse beaucoup, doit cette infirmité à un manque de pondération dans ses mouvements; il a de la peine à contrôler ses muscles comme il a de la difficulté à contrôler son imagination et ses nerfs.

Tout travail doit être fait tranquillement, posément, calmement pour être bien et vite fait. Si l'on veut se presser trop, l'ouvrage sera bâclé et il faudra le recommencer : perte de temps. Si l'on s' « énerve » en voulant finir plus vite, le travail sera sûrement déplorable; les mains agacées sont maladroites comme l'esprit surexcité. *Festina lente* : hâtez-vous lentement, telle est la bonne méthode.

Toute personne bien portante doit pouvoir apporter son *attention* à un travail sans être trop vite éprouvée par un sentiment de fatigue. Est-il besoin de dire que l'entraînement est la méthode la plus simple d'augmenter la résistance à la fatigue? Telle course dont on reviendra avec les membres las et brisés se fera facilement après quelques jours d'entraînement, c'est-à-dire de promenades dont on augmentera progressivement la durée et la difficulté. De même, la fatigue intellectuelle sera combattue par un entraînement progressif à l'*attention*, à l'application; le travail cérébral sera dosé comme la dépense musculaire, et, par une simple accoutumance, notre puissance de travail sera augmentée. Nous nous soumettrons à une gymnastique morale équivalente à la culture physique que l'athlète pratique pour augmenter son endurance. Nous pouvons noter ici en passant une méthode nouvelle et fort intéressante, la gymnastique rythmique. Voici ce qu'en dit M. P. Desfosses dans la *Presse Médicale* :

« La gymnastique rythmique (Jacques Dalcroze, Jean d'Udine) semble posséder une haute valeur pour la culture de l'*attention*, de l'*application*; elle prévoit une série d'exercices gradués qui permettent d'éduquer tous les centres nerveux, de régler leur mécanisme, de développer doucement et méthodiquement toutes les synergies musculaires, tout en faisant acquérir le *sens musical rythmique*.

« Paul Boncour a appliqué ces données à des enfants qui présentent un déséquilibre moteur et chez lesquels il est indispensable d'établir la discipline et la coordination des mouvements. Par des exercices on arrive à former et à développer la volonté, le courage, la confiance, l'adresse, la discipline.

« Par une gymnastique bien comprise, le cerveau prend l'habitude de commander rapidement aux muscles, d'en obtenir une obéissance rapide; ainsi s'établit l'harmonie entre la conscience et la volonté. »

Nous avons vu nous-même de bons résultats de cette méthode agréable que beaucoup d'enfants et même d'adultes pourront utilement cultiver. *Nous la déconseillerons* cependant formellement aux jeunes filles dans ses applications à la danse.

Le nerveux étant émotif et fatigable doit savoir se délasser, il doit choisir des distractions saines et reposantes; il évitera les jeux d'argent, même le bridge, s'il s'y passionne trop violemment; il fuira les théâtres de grands drames ou de mélodrames dont les émotions lui seront nuisibles; il ne passera pas des heures sur une partie d'échecs s'il ne peut préparer ses combinaisons calmement. Il cherchera un délassement facile, agréable, lira un journal, une relation de voyage, un livre récréatif, etc.; c'est un excellent calmant pour les nerfs agités. Il fera une promenade, du canotage; la pêche à la ligne est un sport calmant par excellence.

Quel que soit le délassement qu'il choisisse, il s'y intéressera sans s'y passionner; il s'efforcera d'apprécier l'heure de loisir dont il a la chance de bénéficier, il songera aux malheureux qui ne connaissent le loisir que par ouï-dire.

En résumé, le nerveux combattra sa fatigabilité excessive en s'appliquant à travailler et à se reposer calmement, en évitant de s'émotionner; là aussi l'effort n'est pas bien difficile; il commencera par des expériences faciles; il exercera sa volonté à réprimer l'émotion fatigante; en entendant au théâtre une pièce sentimentale, s'il sent une larme monter à ses yeux, il se dira : Non je ne pleurerai pas! S'il le faut, il distraira son attention pour un instant de la représentation en cours; il se dira que la pièce n'est pas réelle, que le héros n'est pas mort et qu'il reviendra saluer à la fin de l'acte; il combattra par le raisonnement et par un effort de sa volonté l'émotion qui jaillissait en lui; il saura garder son sang-froid, réprimer ses larmes, et il remportera une première victoire sur lui-même; or, la première victoire, si petite soit-elle, est souvent décisive; elle relève le moral des troupes, qui marchent ensuite de succès en succès, invincibles.

Suggestibilité. — Les neurasthéniques sont trop *suggestibles*, c'est-à-dire qu'ils sont trop enclins à accepter les pensées qu'un autre ou qu'eux-mêmes font naître dans leur cerveau. Les enfants sont éminemment suggestibles; on peut leur faire croire ce que l'on veut. Il est fort important d'être prudent à cet égard et de faire attention aux idées que l'on peut éveiller dans leur esprit.

Un enfant tombe sur ses genoux et ressent de ce fait une douleur physique, douleur qui durera un certain nombre de minutes. Cris, pleurs. Que fait la mère? Elle lui « suggère » que sa douleur est passée; elle lui dit avec autorité qu'elle tient le bobo dans sa main, qu'elle souffle et que le mal s'envole dans les airs. Lequel de nous n'a pas assisté à une séance de suggestion analogue? D'une minute à l'autre le rire de l'enfant succède à ses pleurs, et cependant la douleur physique subsiste encore à cet instant; il frotte la partie douloureuse, mais il n'en souffre plus, il a accepté l'idée que le mal s'était envolé; son attention a été détournée de la souffrance, en un clin d'œil ses larmes se sont taries et il a ri. L'homme, et surtout le névrosé, est un grand enfant; qu'il souffre d'une douleur réelle ou imaginaire, il suffira souvent d'un mot, d'une suggestion heureuse pour que son attention soit détournée et qu'il oublie son mal. Une bonne parole affectueuse, un geste aimable apportent un soulagement à toute douleur. Dans les plus grandes afflictions, dans les deuils les plus cruels, un mot de sympathie sincère, une poignée de main affectueuse, sont toujours un réconfort.

Mais, direz-vous, c'est donc une grande qualité d'être suggestible, puisque cela nous aide à oublier nos maux, cela nous fait accepter l'aide et la sympathie de nos amis. Certes, ce n'est pas un gros défaut, si nous acceptons également les suggestions bonnes et mauvaises, si nous sommes aussi accessibles à la bonne parole qu'à la mauvaise. Mais, voilà, le neurasthénique, en général, n'est pas un optimiste; il a une tendance marquée à accepter les suggestions fâcheuses et à négliger les bonnes. Prenons un exemple : notre névrosé part le matin pour ses affaires; il rencontre un ami qui, probablement mal disposé, lui dit à brûle-pourpoint : « Tiens, vous avez mauvaise mine ce matin; êtes-vous souffrant ? »

Cet ami aura beau être myope ou folâtre, notre neurasthénique acceptera sa suggestion et s'en émotionnera : Certes, se dit-il, je dois être malade ;

il est vrai que, depuis quelques jours, je ne me sens pas bien... ; et son imagination de galoper. Plusieurs personnes qu'il interrogera lui diront qu'il a sa physionomie habituelle, qu'il a l'air parfaitement bien portant. Malgré tout, notre homme restera troublé. Dans son esprit, l'affirmation sincère de plusieurs personnes sérieuses ne contrebalancera pas la boutade du mauvais plaisant myope ; il acceptera la suggestion mauvaise plus facilement que la bonne. Et voilà pourquoi nous ne devons pas accepter toutes les suggestions sans les analyser ; ce que disent les gens, ce qui est imprimé dans les journaux et les livres n'est pas *forcément* vrai et juste. Nous devons faire une sélection, ne pas accepter sans contrôle toutes les affirmations, tous les boniments.

Beaucoup de personnes essaient successivement tous les remèdes (nombreux, mais pas toujours inoffensifs), dont les mérites sont vantés par les réclames des journaux quotidiens. Les cures merveilleuses sont imprimées, c'est vrai, mais nous savons tous que ces panégyriques de commande sont destinés à « lancer » des produits vendus à gros bénéfice ; leurs auteurs diront blanc ou noir, suivant la maison qu'ils représentent ; si les vertus de ces drogues étaient réelles, il n'y aurait plus de malades d'aucune sorte depuis longtemps ; toutes les maladies seraient vaincues et la durée de la vie n'aurait plus de limites. La réalité n'est pas aussi brillante que les promesses !

Non seulement le neurasthénique accepte la suggestion du voisin, mais encore il se suggestionne lui-même avec trop de facilité, surtout à son préjudice (autosuggestion).

Supposez qu'au cours d'une promenade dans les bois, le sentier que vous suivez se trouve coupé par un ravin : pas de pont, mais une simple planche posée en travers du ruisseau ; vous vous alarmez aussitôt. Jamais je ne pourrai passer par là : je tomberai certainement ! Cette suggestion de votre esprit qui résulte d'un manque de confiance en vous-même, d'un manque de sang-froid, vous l'acceptez aussitôt ; vous voilà, tergiversant, pâlissant, hésitant; vous voyez cependant que la planche est large et solide, le ruisseau étroit et peu profond ; peut-être, après de multiples pas en arrière et en avant, après force soupirs, arriverez-vous à passer, peut-être rebrousserez-vous chemin ; en tout cas, vous aurez choisi le moyen le plus mauvais, celui qui mène à une reculade... ou qui fait tomber dans le ruisseau.

Si au lieu d'obéir à votre première suggestion inquiète, vous aviez inspecté le pont improvisé, froidement et calmement, vous auriez vu que l'obstacle n'était pas bien terrible; vous vous seriez dit : Il n'y a aucun danger, je passerai. Obéissant à cette bonne suggestion, vous auriez avancé d'un pas sûr et confiant, et vous auriez évité toute difficulté. Il faut avoir confiance en soi, confiance en son étoile; quelles que soient les fautes que nous ayons commises, il ne faut pas nous mépriser nous-mêmes, il ne faut pas nous considérer comme des incapables, nous devons croire à notre régénération; nous savons que d'autres ont réussi à se corriger, pourquoi n'arriverions-nous pas aussi? Nous devons être intimement persuadés que nous pouvons nous améliorer si nous le voulons, et que nous sommes assez énergiques pour le vouloir. Ce sont ces pensées-là que nous devons nous suggérer de force, sans y admettre aucune réplique, et tout ira bien.

Notre propre suggestion peut avoir une répercussion sur nos organes physiques, sur la marche de notre cœur, sur les douleurs que nous ressentons, sur la température de notre corps.

Si l'on tâte son propre pouls (exercice que les neurasthéniques feront bien d'éviter!), l'on peut compter les battements de son cœur. En les comptant simplement, sans arrière-pensée, on trouvera par exemple le chiffre de 70 par minute. Mais si vous essayez de ralentir en comptant, de compter tout haut quelques dixièmes de seconde après la pulsation, cette seule suggestion suffira à ramener le pouls à 60-55 par minute. Si, au contraire, vous pressez le mouvement, que vous comptiez plus vite, le pouls s'accélérera et montera à 80 ou 90. Chez le névrosé qui tâte son pouls avec émotion, avec anxiété, l'accélération peut monter à 100-120, dépassant de 40 ou 50 pulsations le rythme normal du sujet. C'est pourquoi la mesure du pouls par le malade est absolument illusoire, surtout chez les nerveux.

Il en est exactement de même pour le rythme respiratoire, que la suggestion fait varier dans des limites encore plus étendues.

Nous avons vu tout à l'heure que l'enfant peut,

par suggestion, faire abstraction, c'est-à-dire oublier une douleur physique ; l'adulte le peut aussi, à condition évidemment que cette douleur ne soit pas excessive.

Supposez une névralgie quelconque : elle cause une douleur physique ; si le malade s'en préoccupe, s'en inquiète, y pense constamment, la douleur ira en augmentant ; bien plus, la cause douloureuse étant supprimée, le nerveux pourra continuer à souffrir par une représentation mentale ; il a pris l'habitude de ses névralgies, il a « cultivé » sa douleur, source de préoccupations et d'anxiété ; une fois le phénomène physique disparu, son imagination pourra le reproduire : le malheureux souffrira d'une douleur disparue.

Il est bien connu que le fait de sonner à la porte du dentiste suffit fréquemment à calmer « le mal de dent ». Là aussi, il s'agit d'un phénomène de suggestion : ou bien l'idée d'un soulagement imminent nous fait anticiper sur les événements et nous calme d'avance, ou bien aussi la crainte d'une douleur aiguë détourne-t-elle notre attention de notre souffrance physique, et notre mal, réel pourtant, s'envole comme le bobo d'un enfant (il revient évidemment bien vite, si la dent n'est pas soignée).

Inutile d'insister sur le fait que tout notre pouvoir de suggestion *doit* s'exercer à oublier nos maux, à n'y prêter qu'une attention passagère et superficielle ; avec un léger mal de tête, un mauvais nerveux se mettra au lit et passera une journée pénible et inutile ; son malaise devient une maladie !

Le bon nerveux, au contraire, se dira : Marchons quand même ! Il se rendra à ses occupations ; toutes sortes de sensations, de devoirs, l'obligeront à penser à autre chose qu'à sa céphalée ; grâce à ces diversions, il pourra utiliser son temps, il n'aura pas perdu sa journée, sa souffrance en sera d'autant diminuée.

Certains névrosés, et c'est là un fait que nous avons observé bien souvent dans les sanatoriums de tuberculeux, se préoccupent à un tel point de la température qu'ils auront à l'heure du thermomètre, que leur crainte, par autosuggestion, provoque une élévation notable de la température. Défendez à ces gens-là de se servir du thermomètre, puis mesurez un jour à brûle-pourpoint leur température : elle sera normale.

Il y a quelques mois, un convalescent récemment guéri d'une congestion pulmonaire aiguë ressentait un soir une douleur semblable, lui paraissait-il, à celle qu'il avait eue au début de sa congestion; il nous fait appeler, mais une visite lointaine ne nous permit d'arriver qu'après deux heures; pendant ce temps le malade affolé n'avait pas chômé; sa femme, tourmentée aussi, lui avait mis des ventouses, des sinapismes ; le thermomètre avait montré une fièvre de 38°,5 ; le malade avait pris son pouls : 140 ; quelques cachets et comprimés avaient achevé le désarroi. Après avoir soigneusement examiné et ausculté le malade, nous pûmes le rassurer complètement ; la douleur était fortuite, le poumon nullement congestionné ; nous fîmes réintégrer dans les armoires les ventouses, drogues, etc., et nous promîmes au pauvre homme un état de santé florissant pour le lendemain. Nos paroles, parfaitement sincères, convainquirent le malade; le lendemain il venait nous trouver, il nous expliquait lui-même que sa douleur avait été la cause d'une violente émotion, qu'il se voyait gravement atteint et alité pour longtemps... ; nous n'avons pas eu besoin de lui démontrer quelle est l'influence du moral sur le physique; il avait compris tout seul, et la leçon lui profita. Rassuré, il avait été guéri.

Le nerveux se plaint fréquemment d'insomnies; il n'arrive pas à dormir, à se reposer. Cela vient le plus souvent de ce que son imagination sans cesse en éveil, et mal contrôlée par sa raison, lui donne dans l'obscurité des visions fâcheuses; il ne pense qu'à des maladies, des fléaux, des incendies, des batailles; il se voit tomber dans le vide ou sent son cœur s'arrêter. L'ombre et le silence de la nuit l'envahissent et font naître en lui des pensées moroses; quoi d'étonnant, dans ces conditions, que le sommeil ne vienne pas, ou qu'il soit traversé par des rêves effrayants, des cauchemars. Ces insomnies sont faciles à combattre : au lieu de vous laisser tourmenter par des pensées lugubres, efforcez-vous de songer à quelque heure agréable de votre vie, à quelque projet qui vous sourit, à quelque satisfaction prévue pour le lendemain.

Ne vous agitez pas, ne vous retournez pas sans cesse dans votre lit, comme une anguille hors de l'eau, restez calme et serein; dites-vous que le seul fait d'être étendu amène un repos de tous vos muscles, repos qui vous délasse, même si vous ne dormez pas profondément. Avec ces idées-là, avec cette sage conduite, vous obtiendrez en tout cas une nuit réparatrice, et presque toujours le sommeil viendra de lui-même. Le sommeil, comme le bonheur, ne se laisse pas captiver par celui qui les poursuit avec insistance; il ne faut pas trop les chercher, mais il suffit de les laisser venir; ne les traquons pas, mais préparons-leur le chemin, et sachons leur réserver une réception aimable et reconnaissante.

De même que ce traitement moral guérit l'insomnie nerveuse sans difficulté, il guérit aussi les douleurs de l'estomac, des intestins, lorsque ces douleurs, bien entendu, sont d'origine nerveuse, et ne dépendent pas d'une maladie ou d'une lésion de nos organes digestifs. Nous avons eu à traiter un certain nombre de personnes (car le cas est loin d'être rare) qui se plaignaient de douleurs atroces après avoir mangé; plusieurs d'entre elles en arrivaient à ne plus vouloir s'alimenter, pour éviter des souffrances, et à être réellement inanitiées. Après un examen complet et consciencieux, certain que l'estomac comme l'intestin étaient physiquement intacts, nous avons obligé ces nerveux à reprendre l'habitude de manger; nous avons institué une alimentation légère pour commencer, puis les avons remis peu à peu à un régime varié et abondant : les résultats sont merveilleux. Certes, les douleurs ne sont pas parties comme par enchantement, mais nous avons démontré aux patients qu'il était nécessaire pour eux de s'alimenter; nous les avons encouragés à tolérer leurs souffrances, plus psychiques que physiques; toujours nous sommes arrivé à leur faire regagner rapidement du poids ; entraînés par ce succès, nos nerveux se sont réhabitués à manger et à digérer comme tous les autres gens physiquement bien portants; leurs douleurs ont disparu, ils ont repris leurs occupations, et peuvent jouer leur partie dans le concert de la vie.

Les palpitations du cœur, si troublantes soient-elles, cessent dès que leur victime est convaincue que leur mal est d'origine nerveuse, dès que l'on sait que ces phénomènes proviennent d'un état psychique et ne sont pas la conséquence d'une maladie du cœur.

Voilà donc des faits d'expérience courante, des faits précis et indéniables, qui prouvent que, par nos autosuggestions fâcheuses, nous pouvons exercer une mauvaise influence sur notre santé, augmenter nos souffrances physiques, retarder la guérison d'une maladie.

Nous éviterons ces expériences déplorables en étant plus indifférents à notre santé physique, en nous soignant sans émotion, lorsque nous sommes souffrants; nous les éviterons, si nous ne sommes pas portés à aggraver nos misères, si au contraire nous les prenons légèrement, si nous les acceptons avec calme et résignation. Il faut savoir prendre son parti de ce que l'on ne peut éviter; devant un fait accompli, les récriminations sont stériles, n'apportent aucun secours.

Faisons de notre mieux par une bonne hygiène,

tant physique que morale, pour rester bien portants; mais si un accroc survient, ne nous émotionnons pas; ayons confiance dans notre étoile et dans les soins que nous recevons, et sachons attendre calmement des jours meilleurs. Beaucoup de malades arrivent ainsi, par leur courage, leur bonne humeur, à doubler leur résistance physique; souvent nous avons vu des patients que, seule, leur volonté de guérir a sauvés.

Les malades hargneux et désagréables, qui ne cessent de geindre et de larmoyer, qui récriminent contre leur sort, qui se révoltent contre leur destinée : ceux-là aggravent leur cas; ils ne trouvent que peu de sympathie et de réconfort de la part de leur entourage, de leur garde, de leur médecin, car ils sont pénibles pour tous et ingrats. Combien chacun aime, au contraire, les malades courageux et résignés, ceux qui s'appliquent à guérir et à espérer; leur entourage se met en quatre pour les aider; on peut lire dans leurs yeux allanguis par la fièvre leur gratitude et leur reconnaissance, et c'est un plaisir à tous de se dévouer pour eux. Nous en avons vu de ces natures d'élite, qui, gravement atteintes, avaient le courage de réconforter leur famille et qui, oubliant leurs propres souffrances, s'efforçaient d'être agréables à chacun, et ont su sourire jusqu'à l'agonie. Et devant l'irréparable, devant la mort, quelle consolation ! Ces créatures-là laissent un souvenir charmant; un rayon de soleil les suit dans leurs tombes. Nous-même, qui pourrions être blasé pourtant, nous ne pouvons penser à certains de nos anciens malades, guéris ou morts, sans éprouver un sentiment de profonde admiration.

Quelles que soient nos souffrances, apprenons à les supporter avec patience et bonne humeur.

Le neurasthénique est généralement égoïste ; il a pour plus grande préoccupation son corps, son esprit; il rapporte à lui-même tous les événements; il considère avant tout ses aises, son agrément, sa satisfaction personnelle ; c'est là un mauvais principe. Il faut savoir sortir de soi-même, il faut se préoccuper de sa famille, de son rôle social.

Nous ne devons pas vivre comme l'arbre qui n'a d'autre souci que de pousser toujours plus haut pour avoir sur ses feuilles le soleil nécessaire à son épanouissement : chacun de nous a un rôle important pour la famille, la patrie, la société; certes, nous devons nous pousser dans la lutte pour la vie, mais plus pour les nôtres que pour nous-mêmes. Il y a des gens pour lesquels tout le monde est prêt à se dévouer; d'autres qui semblent repousser la sympathie et l'affection ; tâchons d'être dans les premiers et, pour cela, dévouons-nous d'abord aux autres; sachons nous préoccuper du plaisir des nôtres, avant de songer à notre propre satisfaction; nous trouverons alors de l'aide autour de nous, lorsque nous en aurons besoin; l'ingratitude de ceux qui nous entourent, comme des événements sur lesquels nous pouvons agir, est moins profonde qu'il ne nous semble : un bienfait n'est jamais perdu : « Une chose belle ne meurt pas sans avoir purifié quelque chose. Il n'y a pas de beauté qui se perde. Il ne faut pas avoir peur d'en semer par les routes. Elles y demeureront des semaines, des années, mais elles ne se dissolvent pas plus que le diamant, et quelqu'un finira par passer qui les verra briller, qui les ramassera et s'en ira heureux. » (MAETERLINCK : *le Trésor des humbles.*)

L'égoïsme ne peut pas rendre heureux, parce que l'homme ne peut pas vivre uniquement de lui-même; il a besoin d'affection, de compagnie, de tendresse; comment peut-il prétendre à l'appui des autres si lui-même ne pense pas à ses semblables ? Dans la société, chacun a son rôle à jouer, et aucun de nous, quelle que soit sa situation, ne peut se suffire à lui-même et se désolidariser de ceux qui l'entourent. Chacun de nous doit s'appliquer à ne pas semer de ruines derrière lui, il doit aider les autres, leur tendre une main secourable ; il doit, par son exemple, stimuler les courages, faire éclore les bonnes résolutions; il doit aiguiller les autres sur le chemin du bonheur. L'égoïste ne sera jamais heureux, car le meilleur bonheur est celui que l'on donne.

Pessimisme. — Le neurasthénique est presque toujours pessimiste.

Le pessimisme est la tendance à considérer que tout va mal, à voir le mal partout, à tout trouver mauvais et méchant; c'est le contraire de l'optimisme.

De tout ce que nous avons vu jusqu'ici, il ressort que l'optimisme est nécessaire à une vie confortable et heureuse. Il faut donc être optimiste à tout prix, il faut avec acharnement s'ingénier à voir les choses de leur bon côté, il faut traverser la vie avec bonne humeur, il faut faire même à mauvaise fortune bon cœur.

L'optimisme c'est l'entrain, la joie de vivre; il nous fait mieux percevoir les points roses et laisser de côté les noirs; il nous permet de mépriser les soucis, les petites vicissitudes de la vie, il nous apprend à leur opposer un front serein.

Nous avons en général une tendance à être optimistes pour le passé et pessimistes pour le présent et pour l'avenir. A en croire la plupart des gens, les temps passés étaient heureux, la vie était facile, l'humanité meilleure, le monde moins méchant, etc. Beaucoup vous disent que le temps du lycée, la vie de la pension étaient l'âge idéal, le bonheur rêvé... et pourtant ont-ils oublié les craintes terribles des leçons à réciter, l'angoisse d'être interrogé alors que l'on avait oublié de préparer son devoir, la honte de revenir avec de mauvaises notes? C'étaient là des soucis d'ordre secondaire et bien insignifiants, dites-vous maintenant, mais à l'âge de l'école, ces préoccupations étaient aussi graves que ne le sont les soucis d'un autre genre qui vous abattent maintenant.

Qui de nous ne garde un souvenir charmant d'une ascension de montagne ou d'une période militaire? Nous nous en rappelons les bons moments, les visions agréables et nous en avons oublié les soucis, les dangers, les angoisses. En un mot, nous avons une tendance naturelle à voir les choses par leur bon côté... dans le passé ; apprenons à voir aussi favorablement les temps présents et futurs.

N'entendons pas par optimisme le raisonnement suivant : commettons cette imprudence, faisons cette bêtise et tout s'arrangera ensuite; la vie est bonne et réparera notre erreur.

Non, évitons les imprudences, ne nous mettons pas en fâcheuse posture; sachons prévenir les ennuis et les difficultés; nous n'aurons pas besoin ensuite de leur trouver un remède; sachons mettre les atouts dans notre jeu, aidons-nous pour que le ciel nous aide. Sachons influer sur les événements pour que ceux-ci tournent à notre avantage et non à notre préjudice ; ne nous livrons pas pieds et poings liés entre les mains du hasard ; sachons lutter, prévoir et nous forcerons le hasard à nous aider, nous obligerons la chance à nous servir.

Ne passons pas notre temps à prévoir des malheurs, à nous dire : Mon enfant va avoir la coqueluche ; mes affaires marchent trop bien, c'est mauvais signe, cela ne durera pas ; mon mari est en voyage, son train va dérailler. Combien de gens se font des tracas de cette sorte et prévoient pour chaque jour de leur existence une série de misères et de catastrophes ! Qu'en ont-ils de plus? Si, à force de le prévoir, un accident se réalise, en seront-ils moins tristes et moins affectés parce qu'ils l'auront annoncé d'avance ?

Et comme quatre-vingt-dix-neuf fois sur cent ces malheurs ne se produisent pas, ils se seront créé une foule d'émotions inutiles, d'anxiétés gratuites ; or nous savons que les émotions fatiguent ; ménageons nos forces pour des besognes plus intelligentes. Si votre enfant a la fièvre, pourquoi faut-il toujours que ce soit la dipthérie, la méningite? Mille affections bénignes peuvent aussi bien expliquer cette élévation de température; pourquoi chercher celles qui dans votre esprit sont les plus graves et les plus dangereuses? Si le médecin vous dit que le cas est grave, il sera assez tôt pour vous tourmenter, et la plupart du temps il aura le plaisir de vous dire que vos inquiétudes n'ont pas de raison d'être, que l'enfant que vous chérissez ne court aucun danger.

Si l'orage éclate, pourquoi trembler et songer à tous les cas que vous avez lus de gens tués par la foudre? Que ne songez-vous à tous ceux, et comme ils sont plus nombreux, qui ont assisté à une quantité d'orages et auxquels il n'est jamais rien arrivé!

Le pessimisme est toujours inutile et souvent dangereux; il est une cause continuelle de tristesses, de fatigues, de dépressions.

L'optimisme, au contraire, est sain, il est noble, utile; il est une source de joie, de réconfort, de courage, de bonne humeur. Et ce n'est pas difficile d'être optimiste, c'est une habitude à prendre, il suffit d'y penser; avec un peu de patience, on découvre à tout événement un côté heureux, une conséquence utile. Un joli proverbe anglais dit que « tout nuage a sa frange dorée »; le proverbe, c'est la sagesse des nations, et comme il est sage et réconfortant de songer que ce gros nuage, sombre et menaçant, qui cause nos tourments, va tout à l'heure avoir sa frange dorée; le soleil couchant lui fera une auréole, le rendra lumineux et gai ; il lui fera perdre ses grands airs de menace. Sachons parer tous les nuages de leur frange dorée ; si le nuage tombe en pluie, n'oublions pas que l'averse n'est pas seulement un ennui pour le promeneur, un désagrément pour le grincheux, mais qu'elle est aussi nécessaire à la terre, aux moissons, la joie du cultivateur. Sans doute, il n'est pas de rayon de soleil qui ne fasse une ombre, mais sachons apprécier le soleil et ne nous appesantissons pas sur l'ombre. Tout n'est pas pour le mieux dans le meilleur des mondes, mais sachons nous contenter du bonheur relatif.

Il faut, en se levant le matin, s'ingénier à entrevoir les moments agréables que la journée nous apportera ; pendant les corvées, nous penserons à ces bons moments et ils feront passer plus vite les autres.

Il faut, en se mettant à table, s'apprêter à trouver bon tout ce qui sera servi : le repas en sera meilleur et plus agréable ; le pessimiste, qui du plus loin qu'il aperçoit son déjeuner s'écrie : « Ce poisson n'a pas l'air frais, cette sauce ne me dit rien qui vaille, » celui-là a bien des chances de faire un piètre repas.

Il faut, en arrivant au théâtre, au spectacle, s'apprêter à trouver la pièce bonne et les acteurs suffisants, sous peine de gâter son plaisir et celui de ses voisins : il faut se rappeler que critique signifie aussi bien la louange que l'appréciation défavorable.

L'optimisme nous fait apprécier les bons côtés

de l'existence et voir ce qui est bon et beau ; lorsqu'on sait regarder aux choses les meilleures de la vie, on s'aperçoit qu'il en est beaucoup de bonnes et d'agréables. Citons ici un passage de *l'Oiseau bleu* de Maeterlinck qui est la plus charmante leçon d'optimisme qui se puisse imaginer : « Il est de petits et de grands Bonheurs, de gros et de délicats, de très beaux et d'autres qui sont moins agréables... Mais les plus vilains furent, il y a quelque temps, expulsés des jardins et cherchèrent refuge chez les Malheurs. Car il faut remarquer que les Malheurs habitent un antre contigu, qui communique avec le jardin des Bonheurs et n'en est séparé que par une sorte de vapeur ou de rideau subtil que le vent qui souffle des hauteurs de la justice ou du fond de l'éternité soulève à chaque instant... Maintenant il s'agit de s'organiser, de prendre certaines précautions. En général, ces bonheurs sont fort bons ; pourtant, il en est quelques-uns qui sont plus dangereux et plus perfides que les plus grands Malheurs...

— Je suis le chef des Bonheurs de ta maison et tous ceux-ci sont les autres Bonheurs qui l'habitent.

— Il y a donc des Bonheurs à la maison ?

— Vous l'avez entendu !... S'il y a des Bonheurs dans ta maison !... Mais petit malheureux, elle est pleine à faire sauter les portes et les fenêtres !... Nous rions, nous chantons, nous créons de la joie à refouler les murs, à soulever les toits ; mais nous avons beau faire, tu ne vois rien, tu n'entends rien... J'espère qu'à l'avenir tu seras un peu plus raisonnable...

En attendant, tu vas serrer la main des plus notables. Une fois rentré chez toi, tu les reconnaîtras plus facilement... Et puis, à la fin d'un beau jour, tu sauras les encourager d'un sourire, les remercier d'un mot aimable, car ils font vraiment tout ce qu'ils peuvent pour te rendre la vie légère et délicieuse... Moi, d'abord, ton serviteur, le Bonheur de se bien porter... Je ne suis pas le plus joli, mais le plus sérieux. Tu me reconnaîtras... Voici le Bonheur de l'air pur, qui est à peu près transparent... Voici le Bonheur d'aimer ses parents, qui est de gris et toujours un peu triste, parce qu'on ne le regarde jamais... Voici le Bonheur du ciel bleu, qui est naturellement vêtu de bleu, et le Bonheur de la forêt, qui, non moins naturellement, est habillé de vert et que tu reverras chaque fois que tu te mettras à la fenêtre... Voici encore le Bonheur des heures de soleil, qui est couleur de diamant, et celui du printemps, qui est d'émeraude folle...

— Et vous êtes aussi beau tous les jours?...

— Mais oui, c'est tous les jours dimanche dans toutes les maisons, quand on ouvre les yeux... et puis, quand vient le soir, voici le Bonheur des couchers de soleil, qui est le plus beau de tous les rois du monde. »

Maeterlinck nous initie encore « au Bonheur de voir se lever les étoiles, doré comme un dieu d'autrefois; au Bonheur de la pluie, qui est couvert de perles; au Bonheur du feu d'hiver, au Bonheur des pensées innocentes, au Bonheur de courir nu-pieds dans la rosée, au Plaisir d'être insupportable, à la Grande Joie d'être juste, la Joie du travail accompli, la Joie de penser, la Joie de comprendre, la Joie de ne rien comprendre, à la Grande Joie d'aimer, enfin à la Joie de nos mères, la Joie sans égale de l'amour maternel ».

Et dire que tant d'entre nous se trouvent malheureux, se plaignent de leur sort, vont chercher partout le bonheur qui est à leur portée, dans leurs mains, et qu'ils ne savent pas voir ! Apprenons à soulever le rideau subtil et vaporeux qui, d'un malheur ou d'un chagrin, fait découvrir un bonheur ou une joie.

Et il en est ainsi de toute chose dans la vie ; les événements seront heureux ou malheureux suivant la manière dont nous les envisagerons, suivant la tendance avec laquelle nous les attendrons. Nous faisons ou plutôt nous devons faire notre vie beaucoup plus que nous ne le pensons en général ; à force de vouloir une chose, on la force à se produire ; à force de croire à son étoile, l'étoile finit par nous arriver.

Et si nous avons eu une faiblesse, commis une faute, ne nous désespérons pas ; rappelons-nous que la perfection n'est pas de ce monde, pas plus que le bonheur parfait ; ne nous confondons pas en lamentations inutiles, en remords tardifs ; envisageons calmement les conséquences de notre acte et faisons notre possible pour le réparer ; il n'est jamais trop tard pour rentrer dans la bonne voie. Si dévié que soit notre sens moral, si atrophiée que soit notre volonté, nous pouvons toujours sortir de l'ornière en y mettant un peu de cœur.

Les pays qui ont été opprimés apprécient mieux

que les autres les bienfaits de la liberté ; de même les personnes qui ont subi leurs nerfs apprécieront davantage la conquête de leur santé morale ; plus cette conquête sera difficile, plus aussi la victoire sera belle.

Donc, amis nerveux, apprenez à voir dans la vie ce qu'elle nous apporte de beau et de bon, apprenez à vivre un peu pour vous et beaucoup pour les autres, semez autour de vous les bons exemples et les rayons de bonheur.

Une dernière recommandation.

Nous nous permettons en terminant de recommander instamment à ceux qui liront ces pages sans prétention de ne pas interrompre leur lecture par des réflexions telles que : « Voilà qui fera bien l'affaire de mon mari ! Ma sœur pourra méditer cela ! Voilà comment ma femme me fait une vie d'enfer ! J'enverrai cette page à ma belle-mère ! » Non, mes amis, ce n'est pas là le bon moyen ; si votre entourage souffre de malaises nerveux plus que vous-même, aidez-le de votre bienveillance et de votre intelligente sympathie. Sachez trouver le mot qui détourne votre mari de sa douleur imaginaire ou votre femme de ses angoisses ; sachez par votre sang-froid imposer le calme à celui qui l'a perdu ; appliquez-vous à réconforter, à consoler, à aimer ceux qui vous entourent ; de cette façon-là vous profiterez de ce que vous avez lu.

TABLE DES MATIÈRES

Paris. — Imp. Larousse, 17, rue Montparnasse.

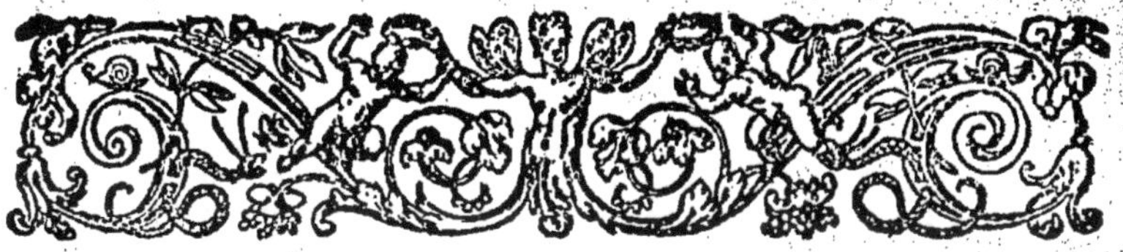

LIBRAIRIE LAROUSSE

EXTRAIT DU CATALOGUE

13-17, rue Montparnasse, PARIS.

Dictionnaires Larousse

Les *Dictionnaires Larousse*, ont eu, par leur documentation claire et pratique, toujours soucieuse des exigences de l'actualité, le rare privilège de légitimer la faveur de plus en plus grande dont ils jouissent si heureusement en France et à l'étranger. Sans doute, la cause de cette vogue réside notamment dans l'adaptation rationnelle et méthodique du vocabulaire aux formes et aux exigences variées de la vie, qu'il s'agisse de l'intellectuel ou simplement de l'homme de métier. Une autre raison de ce succès est la multiplicité des formats grâce auxquels les éditeurs ont pu se mettre à la portée de toutes les bourses et satisfaire à tous les besoins.

LAROUSSE ÉLÉMENTAIRE ILLUSTRÉ. Édition refondue et augmentée sous la direction de Claude et Paul Augé. Un vol. de 1 275 pages (format 10,5 × 16,5), 2 500 grav., 37 tableaux encyclopédiques dont 2 en couleurs, 24 cartes, 600 portraits. Cartonné, 2 fr. 60; relié toile, titre or. 3 francs

LAROUSSE CLASSIQUE ILLUSTRÉ, par Claude Augé. Dictionnaire manuel à l'usage des écoles, plus complet qu'aucun autre dictionnaire de même prix. Beau volume de 1 100 pages (format 13,5 × 20), 4 150 gravures, 70 tableaux encyclopédiques dont 2 en couleurs et 114 cartes dont 7 en couleurs. Cartonné . . . . 3 fr. 30

Relié toile (reliure originale de Giraldon). . . . . 3 fr. 75

(0 fr. 75 en sus pour frais d'envoi à l'étranger.)

Bibliothèque Larousse

encyclopédique et illustrée

Directeur : Georges MOREAU

La *Bibliothèque Larousse*, collection véritablement encyclopédique, assemble dans un but de culture française intégrale, les ouvrages les plus divers répartis en neuf sections : *Littérature — Beaux-Arts — Sciences — Histoire et Géographie — Médecine et hygiène — Vie sociale et droit usuel — Agriculture — Connaissances pratiques — Sports.* Chaque section renferme en son cadre les connaissances qu'il fallait autrefois rechercher péniblement dans les ouvrages spéciaux, généralement coûteux et, souvent, d'une lecture aride. Cette collection se distingue en outre par une illustration documentaire abondante, exactement appropriée à son objet, par une présentation artistique où se manifeste le goût français, et, avec tous ces avantages, par son prix des plus modiques.

Les ouvrages de cette collection sont envoyés franco contre mandat-poste (pour l'étranger, ajouter 20 centimes par volume).

LITTÉRATURE

La section littéraire comprend quatre subdivisions : 1° Les *chefs-d'œuvre* de la littérature classique et moderne; 2° des *anthologies* d'écrivains choisis par époques et par pays; 3° des précis d'*Histoire de la littérature* française et étrangère; 4° des *monographies* des plus grands écrivains.

I — Les chefs-d'œuvre de la littérature

Le soin le plus attentif à été apporté à la présentation de ces ouvrages; la valeur critique en est garantie par la compétence des écrivains, professeurs, agrégés de l'Université ou littérateurs avertis, qui ont donné à chaque œuvre, par une notice préliminaire et des notes au texte, un caractère d'érudition simple et sûre.

De nombreuses gravures hors texte empruntées aux éditions originales les plus recherchées et aux tableaux de maîtres; de curieux autographes, des vignettes empruntées au meilleur goût de l'époque envisagée, constituent une documentation de premier ordre et réalisent l'idéal du bibliophile : les chefs-d'œuvre littéraires illustrés par les chefs-d'œuvre de l'art.

RABELAIS : Gargantua et Pantagruel. Avec biographie et notes, par H. Clouzot. *Trois vol.* illustrés de 12 grav. hors texte. Chaque vol., sous couverture rempliée . . 1 fr. 50
Relié toile ivoirine, titre bleu et or, tête bleue. . . . . 2 fr. 50
En *un seul volume*, reliure demi-peau, tête dorée. . . 6 francs

CORNEILLE : Théatre choisi illustré. Avec biographie et notes, par Henri Clouard. *Trois vol.* illustrés de 24 gravures dont 13 hors texte d'après Gravelot (édition de 1764). Chaque volume, broché, 1 fr.; relié toile souple. . . . 1 fr. 30
En *un seul volume*, reliure demi-peau, tête dorée . . . 6 francs

RACINE : Théatre complet illustré. Avec biographie et notes, par Henri Clouard. *Trois vol.* illustrés de 32 gravures dont 12 hors texte d'après J. de Sève (édition de 1767). Chaque volume, couv. rempl., 1 fr. 50; toile ivoirine. 2 fr. 50
En *deux volumes*, reliure demi-peau, tête dorée. . . . 9 francs

MOLIÈRE : Théatre complet illustré. Avec biographie et notes, par Th. Comte, agrégé de l'Université. *Sept vol.* illustrés de 63 grav. dont 36 hors texte d'après Boucher (édition de 1734). Chaque vol., broché, 1 fr.; relié toile souple. 1 fr. 30
En *deux volumes*, reliure demi-peau, tête dorée. . . . 13 francs

LA FONTAINE : Fables illustrées. Avec biographie et notes, par M. Morel, agrégé de l'Université. *Deux vol.* illustrés de 24 gravures d'après Oudry (édition de 1755) et 4 hors texte. Chaque vol., br., 1 fr.; relié toile souple . . . . 1 fr. 30
En *un seul volume*, reliure demi-peau, tête dorée. . . 4 fr. 50

BOILEAU : Œuvres poétiques illustrées. Avec biographie et notes, par L. Coquelin. 8 gravures d'après Cochin (édition de 1747). Broché, 1 fr.; relié toile souple. . . . . 1 fr. 30
En reliure demi-peau, tête dorée. . . . . 3 francs

LA BRUYÈRE : Les Caractères. Avec biographie et notes, par René Pichon, agrégé de l'Univ. *Deux vol.* 8 gravures hors texte. Chaque vol., broché, 1 fr.; relié toile souple. . . 1 fr. 30
En *un seul volume*, reliure demi-peau, tête dorée . . . 4 fr. 50

LA ROCHEFOUCAULD : Maximes. Avec biographie et notes, par M. Roustan, agrégé de l'Univ. 4 gravures hors texte, couv. rempliée, 1 fr. 50; relié toile ivoirine . . . 2 fr. 50
En reliure demi-peau, tête dorée. . . . . 3 francs

BOSSUET : ŒUVRES CHOISIES ILLUSTRÉES. Avec biographie et notes, par Henri CLOUARD. *Deux volumes*, 18 gravures. Chaque volume, broché, 1 franc; relié toile souple . . 1 fr. 30
En *un seul volume*, reliure demi-peau, tête dorée . . . 4 fr. 50

Mme DE LA FAYETTE : LA PRINCESSE DE CLÈVES. Avec biographie et notes, par L. COQUELIN. 9 gravures dont 2 hors texte. Broché, 1 franc; relié toile souple. . . . 1 fr. 30
En reliure demi-peau, tête dorée. . . . . 3 francs

Mme DE SÉVIGNÉ : LETTRES CHOISIES ILLUSTRÉES, suivies d'un choix de lettres de femmes célèbres du XVIIe siècle. Avec biographie et notes, par Marguerite CLÉMENT, agrégée de l'Université. — *Deux vol.*, 8 gravures hors texte. — Chaque vol., sous couv. rempliée, 1 fr. 50; relié toile ivoirine . . . . 2 fr. 50
En *un seul volume*, reliure demi-peau, tête dorée . . . 4 fr. 50

REGNARD : THÉATRE CHOISI ILLUSTRÉ. Avec biographie et notes, par Georges ROTH, agrégé de l'Univ. — *Deux vol.*, 8 grav. Chaque vol., couv. rempliée, 1 fr. 50; rel. t. ivoir. 2 fr. 50
En *un seul volume*, reliure demi-peau, tête dorée . . . 4 fr. 50

SAINT-SIMON : MÉMOIRES (extraits suivis). Avec biographie et notes, par Aug. DUPOUY, agrégé de l'Univ. *Quatre vol.*, 17 hors-texte. Chaque vol., br., 1 fr.; relié toile souple. 1 fr. 30
En *un seul volume*, reliure demi-peau, tête dorée. . . 7 francs

ABBÉ PRÉVOST : MANON LESCAUT. Avec biographie et notes, par GAUTHIER-FERRIÈRES. 11 grav. Br. . 1 franc
Rel. toile souple, 1 fr. 30; en reliure d.-peau, tête dorée. 3 francs

J.-J. ROUSSEAU : LES CONFESSIONS (extraits suivis). Avec biographie et notes, par H. LEGRAND, agrégé de l'Univ. 6 gr. d'après Le Barbier (1774). Br., 1 fr.; rel. t. souple 1 fr. 30

J.-J. ROUSSEAU : ÉMILE (extraits suivis). Avec notices et annotations, par H. LEGRAND. 4 gravures hors texte. Sous couverture rempliée, 1 fr. 50; relié toile ivoirine. . . 2 fr. 50

VOLTAIRE : ROMANS. Avec biographie et notes, par H. LEGRAND. *Deux vol.* 6 gr. Chaque vol., br., 1 fr.; rel. t. s. 1 fr. 30
En *un seul volume*, reliure demi-peau, tête dorée . . . 4 fr. 50

VOLTAIRE : THÉATRE CHOISI ILLUSTRÉ. Avec notes et notices, par H. LEGRAND. 4 grav. hors texte d'après Moreau le Jeune (édition de 1784). Br., 1 fr.; relié toile souple. 1 fr. 30

VOLTAIRE : ŒUVRE POÉTIQUE. Avec notes, par H. LEGRAND. 4 grav., couv. rempliée, 1 fr. 50; rel. toile ivoirine. 2 fr. 50

VOLTAIRE : HISTOIRE DE CHARLES XII. Avec notes et notices, par H. LEGRAND. 1 grav. hors texte et 1 carte en couleurs, couv. rempliée, 1 fr. 50; relié toile ivoirine. 2 fr. 50

DIDEROT : ŒUVRES CHOISIES ILLUSTRÉES. Avec biographie et notes, par Aug. DUPOUY. *Trois vol.* 12 gravures. Chaque vol. sous couverture rempliée, 1 fr. 50; rel. t. ivoirine. 2 fr. 50
En *un seul volume*, reliure demi-peau, tête dorée . . . 6 francs

BEAUMARCHAIS : THÉATRE CHOISI ILLUSTRÉ. Avec biographie et notes, par M. ROUSTAN, agrégé de l'Université. *Deux vol.*, 8 grav. Chaque vol., br., 1 fr.; rel. t. souple. 1 fr. 30
En *un seul volume*, reliure demi-peau, tête dorée . . . 4 fr. 50

BERNARDIN DE SAINT-PIERRE : PAUL ET VIRGINIE. Avec biographie et notes, par Aug. DUPOUY, agrégé de l'Université. 4 grav. hors texte. Couverture rempliée. 1 fr. 50
Rel. toile ivoirine, 2 fr. 50; rel. demi-peau, tête dorée. 3 francs

BENJAMIN CONSTANT. ADOLPHE ET ŒUVRES CHOISIES. Avec biographie et notes par M. ALLEM. 2 hors-texte. Couv. rempliée, 1 fr. 50; rel. t. ivoirine, 2 fr. 50; rel. demi-peau. 3 francs

CHATEAUBRIAND : ŒUVRES CHOISIES ILLUSTRÉES. Avec biographie et notes, par DUPOUY. *Trois vol.*, 18 gravures. Chaque volume, broché, 1 fr.; relié toile souple. . . . 1 fr. 30
En *un seul volume*, reliure demi-peau, tête dorée . . . 6 francs

STENDHAL : LA CHARTREUSE DE PARME. Avec biographie et notes, par DUPOUY. *Deux volumes*, 4 gravures hors texte. Chaque volume, broché, 1 fr.; relié toile souple . . . 1 fr. 30
En *un seul volume*, reliure demi-peau, tête dorée . . . 4 fr. 50

STENDHAL : LE ROUGE ET LE NOIR. Avec introduction et notes, par C. STRYIENSKI. *Deux volumes*, 4 gravures hors texte. Chaque volume, broché, 1 fr.; relié toile souple. 1 fr. 30
En *un seul volume*, reliure demi-peau, tête dorée . . . 4 fr. 50

STENDHAL : CHRONIQUES ITALIENNES. Avec notices et annotations, par DUPOUY. 4 gravures hors texte. Sous couverture rempliée, 1 fr. 50; relié toile ivoirine. . . . . . . 2 fr. 50

BALZAC : ŒUVRES CHOISIES ILLUSTRÉES. *Huit volumes* illustrés de 7 gravures et 2 autographes. Chaque volume, broché, 1 franc; relié toile souple . . . . 1 fr. 30
En *trois volumes*, reliure demi-peau, tête dorée . . . . 16 fr. 50

GÉRARD DE NERVAL : ŒUVRES CHOISIES ILLUSTRÉES. Avec biographie et notes, par GAUTHIER-FERRIÈRES. 4 grav. Couv. rempl., 1 fr. 50; rel. t. ivoirine, 2 fr. 50; rel. d.-peau. 3 francs

MURGER : Scènes de la vie de Bohème. Avec notice biographique. 4 grav. hors texte. Couv. rempliée. 1 fr. 50
Rel. toile ivoirine, 2 fr. 50; rel. demi-peau, tête dorée. 3 francs

MUSSET : Œuvres complètes illustrées. *Huit vol.*, 7 grav. et 2 autogr. Chaque vol., br., 1 fr.; rel. t. souple. 1 fr. 30
En *trois volumes*, reliure demi-peau, tête dorée . . . . 16 fr. 50

VIGNY : Œuvres illustrées. Avec biographie et notes, par Gauthier-Ferrières. *Sept volumes*, 27 grav. hors texte. Chaque vol., couv. rempliée, 1 fr. 50; rel. toile ivoirine. 2 fr. 50
En *trois volumes*, reliure demi-peau, tête dorée . . . . 15 francs

VICTOR HUGO : Œuvres choisies illustrées. Avec biographie et notices, par Léopold-Lacour, agrégé de l'Université, et préface de G. Simon. *Deux vol.*, 60 grav. (*Poésie*, 1 vol.; *Prose*, 1 vol.). Chaque volume, couverture rempliée. 5 francs
Relié toile ivoirine, 6 fr.; relié demi-peau, tête dorée. 8 francs

II — *Anthologies.*

ANTHOLOGIE des écrivains français des XVe et XVIe siècles. Avec biographies et notes, par Gauthier-Ferrières. *Deux vol.* (*Poésie*, 1 vol.; *Prose*, 1 vol.). 36 grav. dont 8 hors texte, 18 autogr. Chaque vol., couvert. rempliée 1 fr. 50
Relié toile ivoirine, titre bleu et or, tête bleue . . . . 2 fr. 50
En *un seul volume*, reliure demi-peau, tête dorée . . . 4 fr. 50

ANTHOLOGIE des écrivains français du XVIIe siècle. Avec biographies et notes, par Gauthier-Ferrières. *Deux volumes* (*Poésie*, 1 vol.; *Prose*, 1 vol.). 45 portraits dont 8 hors texte, 51 autographes. Chaque volume, broché, 1 franc; relié toile souple. . . . . 1 fr. 30
En *un seul volume*, reliure demi-peau, tête dorée . . . 4 fr. 50

ANTHOLOGIE des écrivains français du XVIIIe siècle. Avec biographies et notes, par Gauthier-Ferrières. *Deux volumes* (*Poésie*, 1 vol.; *Prose*, 1 vol.). 61 portraits, dont 8 hors texte, 56 autographes. Chaque volume, broché, 1 franc; relié toile souple . . . . 1 fr. 30
En *un seul volume*, reliure demi-peau, tête dorée. . . . 4 fr. 50

ANTHOLOGIE des écrivains français du XIXe siècle. Avec biographie et notes, par Gauthier-Ferrières. *Quatre volumes* (*Poésie*, 2 vol.; *Prose*, 2 vol.). 89 portraits, dont 16 hors texte, 83 autographes. Chaque volume, couverture rempliée, 1 fr. 50; toile ivoirine. . . . . 2 fr. 50
En *deux volumes*, reliure demi-peau, tête dorée. . . . 9 francs

ANTHOLOGIE DES ÉCRIVAINS FRANÇAIS CONTEMPORAINS (POÉSIE). Avec notices, par GAUTHIER-FERRIÈRES. 4 portraits hors texte et 36 autographes. Sous couverture remplie, 1 fr. 50; relié toile ivoirine. . . . . 2 fr. 50

Sous presse : ANTHOLOGIE DES ÉCRIVAINS FRANÇAIS CONTEMPORAINS (Prose).

ANTHOLOGIE DES ÉCRIVAINS SUÉDOIS CONTEMPORAINS, par T. HAMMAR. 4 gravures hors texte. Broché. . . . 1 franc
Relié toile souple . . . . 1 fr. 30

III — *Histoire des littératures.*

LA LITTÉRATURE FRANÇAISE AU XIXe SIÈCLE, par Ch. LE GOFFIC. Tableau d'ensemble absolument unique de la littérature française contemporaine : tous les genres, tous les écrivains. 76 grav. Br., 1 fr. 75; relié toile souple. . . 2 fr. 25

LITTÉRATURE ALLEMANDE, par W. THOMAS, agrégé de l'Univ. 57 grav. Br., 1 fr. 20; relié toile souple. 1 fr. 50

LITTÉRATURE ANGLAISE, par W. THOMAS, agrégé de l'Université. 56 grav. Br., 1 fr. 20; rel. toile souple. 1 fr. 50

LITTÉRATURE ITALIENNE, par G.-M. GATTI. 23 grav. Broché, 1 franc; relié toile souple . . . . 1 fr. 30

HISTOIRE DE LA LITTÉRATURE RUSSE, par L. LEGER, membre de l'Institut. 26 grav., 5 autographes. Broché, 0 fr. 75; relié toile souple. . . . . 1 fr. 05

IV — *Monographies.*

MONTAIGNE, par L. COQUELIN. Sa vie et son œuvre (avec extraits). 6 grav. Br., 0 fr. 75; relié toile souple. 1 fr. 05

MUSSET, par GAUTHIER-FERRIÈRES. Sa vie et son œuvre (avec extraits). 4 grav. Br., 0 fr. 75; rel. t. souple. 1 fr. 05

VIGNY, par Aug. DUPOUY. Sa vie et son œuvre. 4 gravures. Broché, 1 fr., relié toile souple. . . . . 1 fr. 30

DAUDET, par P. et V. MARGUERITTE, etc. Sa vie et son œuvre (avec extraits). 8 gr. Br., 0 fr. 75; rel. t. 1 fr. 05

GŒTHE, par Ch. SIMOND. Sa vie et son œuvre (avec extraits). 4 gravures. Broché, 0 fr. 75; relié toile souple. . 1 fr. 05

SCHILLER, par Ch. SIMOND. Sa vie et son œuvre (avec extraits). 4 grav. Br., 0 fr. 75; relié toile souple . 1 fr. 05

HEINE, par A. TOPIN. Sa vie et son œuvre (avec extraits). 4 gravures. Broché, 1 franc; relié toile souple. . 1 fr. 30

TOLSTOÏ, par OSSIP-LOURIÉ. Sa vie et son œuvre (avec extraits). 4 grav. Br., 0 fr. 75; relié toile souple . 1 fr. 05

IBSEN, par OSSIP-LOURIÉ. Sa vie et son œuvre (avec extraits). 4 grav. Br., 0 fr. 75; relié toile souple. . 1 fr. 05

BEAUX-ARTS

ANTHOLOGIE D'ART FRANÇAIS : XIXe SIÈCLE (PEINTURE), par Ch. SAUNIER. *Deux vol.* contenant 240 reprod. photogr. en pleine page. Chaque vol., br., 2 fr. 50; relié toile. 3 fr. 50
Édition de luxe sur papier mat, chaque volume, br. 5 francs

ANTHOLOGIE D'ART FRANÇAIS : XXe SIÈCLE (PEINTURE), par Ch. SAUNIER. 128 reproductions photographiques en pleine page. Broché, 3 fr. 50; relié toile souple. . 4 fr. 50
Édition de luxe sur papier mat, broché . . . . . . 6 francs

REMBRANDT, par A. BRÉAL. 24 grav. h. texte. Br. 1 fr. 20
Relié toile souple. 1 fr. 50

L'ART A L'ÉCOLE, par Ch.-M. COUYBA et les membres du Comité de la Société française de l'Art à l'École. 70 gravures. Broché, 1 fr. 20; relié toile souple . . . . 1 fr. 50

HISTOIRE ET GÉOGRAPHIE

HISTOIRE DE RUSSIE, par L. LEGER. 12 grav., 2 cartes. Broché, 0 fr. 75; relié toile souple. . . . . 1 fr. 05

GÉOGRAPHIE RAPIDE DE L'EUROPE, par Onésime RECLUS. 16 gravures, 1 carte. Br., 1 fr. 20; rel. toile souple. 1 fr. 50

GÉOGRAPHIE RAPIDE DE LA FRANCE, par RECLUS. 18 grav. Broché, 1 fr. 20; relié toile souple. . . . . 1 fr. 50

SCIENCES PURES ET APPLIQUÉES

QU'EST-CE QUE LA SCIENCE? par F. LE DANTEC, chargé de cours à la Sorbonne. 88 grav. Broché. . 1 fr. 20
Relié toile souple. 1 fr. 50

L'ÉVOLUTION DE L'ASTRONOMIE AU XIXe SIÈCLE, par P. BUSCO. Pages choisies des grands astronomes. 63 gr. dont 16 hors texte. Br., 1 fr. 50; rel. toile souple . 1 fr. 90

L'ÉVOLUTION DE LA PHYSIQUE AU XIXe SIÈCLE. par M. COSMOVICI. Pages choisies des grands physiciens. 8 portraits hors texte. Br., 1 fr. 50; relié t. souple. 1 fr. 90

L'ÉVOLUTION DE LA CHIMIE AU XIXe SIÈCLE, par Marcel OSWALD. Pages choisies des grands chimistes. 16 portraits hors texte. Broché, 1 fr. 50; relié toile souple. 1 fr. 90

LE RADIUM, sa genèse, ses propriétés et ses emplois, par André LANCIEN. 39 grav. et 1 pl. hors texte. Br. . 1 fr. 50
Relié toile souple. 1 fr. 90

LA PHOTOGRAPHIE DES COULEURS, par COUSTET. 22 gr. Broché, 0 fr. 75; relié toile souple . . . . 1 fr. 05

L'ÉLECTRICITÉ A LA MAISON, par H. de GRAFFIGNY. 100 gravures. Broché, 1 franc; relié toile souple . . 1 fr. 40

LES ALLIAGES MÉTALLIQUES, par HÉMARDINQUER. 9 gr. Broché, 0 fr. 50; relié toile souple . . . . 0 fr. 75

LA VOIX PROFESSIONNELLE, par le Dr P. BONNIER. 39 grav. Broché, 2 francs; relié toile souple. . . . . 2 fr. 50

VIE SOCIALE ET DROIT USUEL

LA VIE ÉCONOMIQUE, par Frédéric PASSY. Broché . 1 fr. 20
Relié toile souple . . . . 1 fr. 50

ENTRE LOCATAIRES ET PROPRIÉTAIRES, par D. MASSÉ. Broché, 1 fr. 20; relié toile souple . . . . 1 fr. 50

LES ASSURANCES, par E. ADAM. Guide pratique. Broché, 0 fr. 75; relié toile souple . . . . 1 fr. 05

CE QUE LA LOI PUNIT, par GUYON. Code pénal expliqué. Broché, 0 fr. 90; relié toile souple. . . . . 1 fr. 20

LES ACCIDENTS DU TRAVAIL, par L. ANDRÉ. Br. 1 fr. 20
Relié toile souple. 1 fr. 50

ASSISTANCE AUX VIEILLARDS, AUX INFIRMES, AUX INCURABLES. Broché, 1 fr. 20; relié toile souple. . . 1 fr. 50

CODE MUNICIPAL, par Max LEGRAND. Broché. 1 fr. 20
Relié toile souple. 1 fr. 50

DROITS DE TIMBRE ET D'ENREGISTREMENT, par A. LANOË. Broché, 1 fr. 50; relié toile souple. . . . . 1 fr. 90

POUR FAIRE SOI-MÊME SON TESTAMENT, par Léon PARISOT. Broché, 1 fr. 50; relié toile souple. . . . . . 1 fr. 90

MÉDECINE ET HYGIÈNE

L'ESTOMAC, hygiène, maladies, traitement, par le Dr M.-A. LEGRAND. 14 grav. Br., 1 fr.; relié toile. 1 fr. 30

L'ŒIL, hygiène, maladies, traitement, par le Dr VALUDE, médecin de la clinique des Quinze-Vingts. 54 gravures. Broché, 1 fr.; relié toile souple. . . . . 1 fr. 30

L'OREILLE, hygiène, maladies, traitement, par le Dr M.-A. LEGRAND. 74 gravures. Broché, 1 fr. 20; relié toile . 1 fr. 50

LA BOUCHE ET LES DENTS, hygiène, maladies, traitement, par le Dr ROSENTHAL. 28 gravures. Br. 1 franc
Relié toile souple. . . . . 1 fr. 30

LE NEZ ET LA GORGE, hygiène, maladies, traitement, par le Dr A. NEPVEU. 48 grav. Br., 1 fr.; relié toile. 1 fr. 30

LA PEAU ET LA CHEVELURE, hygiène, maladies, traitement, par le Dr M.-A. LEGRAND. 65 gravures. Broché . . 1 fr. 20
Relié toile souple. . . . . 1 fr. 50

LE VISAGE, CORRECTIONS DES DIFFORMITÉS, par le Dr L. LAGARDE; 75 gravures. Broché, 1 fr. 20; relié toile. . 1 fr. 65

LES NERFS ET LEUR HYGIÈNE, par le Dr GUILLERMIN. Broché, 0 fr. 75; relié toile souple. . . . . 1 fr. 05

LES MALADIES DE POITRINE, par le Dr GALTIER-BOISSIÈRE. 63 gravures. Broché, 1 fr. 35; relié toile souple . . 1 fr. 75

CHIRURGIE D'URGENCE, par le Dr L. BILLON. 46 gravures. Broché, 1 fr. 35; relié toile souple. . . . . . 1 fr. 75

ARTHRITISME ET ARTÉRIO-SCLÉROSE, par le Dr LAUMONIER. Broché, 1 fr. 20; relié toile souple. . . . . 1 fr. 50

HERNIES ET VARICES, par L. et J. RAINAL. 55 gravures. Broché, 0 fr. 90; relié toile souple. . . . . 1 fr. 20

PRÉCIS D'ALIMENTATION RATIONNELLE, par le Dr PASCAULT. Broché, 1 fr. 20; relié toile souple. 1 fr. 50

LA CUISINE HYGIÉNIQUE, par Mme Cl. FAURE, avec introduction du Dr GUILLERMIN. Br., 1 fr. 50; rel. t. 1 fr. 95

POUR ÉLEVER LES NOURRISSONS, par le Dr GALTIER-BOISSIÈRE. 62 grav. Broché, 0 fr. 90; relié t. 1 fr. 20

POUR PRÉSERVER DES MALADIES VÉNÉRIENNES, par le Dr GALTIER-BOISSIÈRE. 34 grav. Br., 0 fr. 75; rel t. 1 fr. 05

LES VACCINS MICROBIENS, par le Dr RENAUD-BADET. 12 gravures. Broché, 1 fr.; relié toile souple . . . . 1 fr. 30

AGRICULTURE

ROUTINE ET PROGRÈS EN AGRICULTURE, par DUMONT. 92 grav. Broché, 1 fr. 80 ; rel. t. souple. 2 fr. 25

LE JARDIN DE L'INSTITUTEUR, DE L'OUVRIER ET DE L'AMATEUR, par P. BERTRAND. Manuel pratique de jardinage. 60 grav. et 9 pl. Broché, 1 fr. 20 ; rel. toile souple. 1 fr. 50

LE VERGER DE L'INSTITUTEUR, DE L'OUVRIER ET DE L'AMATEUR, par P. BERTRAND. 193 gravures. Br. . 1 fr. 20
Relié toile souple . . . . 1 fr. 50

LE BÉTAIL, par Marcel VACHER. 10 gravures. Br. 0 fr. 75
Relié toile souple. 1 fr. 15

LE PORC, par Marcel VACHER. 10 gravures. Br. . 0 fr. 75
Relié toile souple . . . . 1 fr. 15

TOUTE LA BASSE-COUR, par H. VOITELLIER. 11 grav., 24 planches. Broché, 1 fr. 50 ; relié toile souple . . 1 fr. 95

AMÉLIORATIONS DU SOL, par M. ABADIE. 95 grav. Broché, 0 fr. 90 ; relié toile souple . . . . 1 fr. 20

DES FOURRAGES VERTS TOUTE L'ANNÉE, par COMPAIN. 44 grav. Br., 0 fr. 90 ; relié toile souple. 1 fr. 20

CONNAISSANCES PRATIQUES

DÉFENDS TON ARGENT, par G. SOREPH. 4 gravures. Broché, 0 fr. 90 ; relié toile souple. . . . . 1 fr. 20

LA CUISINE A BON MARCHÉ, par Mme J. SÉVRETTE. Broché, 0 fr. 90 ; relié toile souple. . . . . 1 fr. 20

LA NOURRITURE DE L'ENFANCE, par le Dr H. LEGRAND. Broché, 1 fr. 20 ; relié toile souple. . . . . 1 fr. 50

LE GUIDE MONDAIN, par la comtesse DE MAGALLON. Broché, 0 fr. 90 ; relié toile souple . . . . 1 fr. 20

CHAMPIGNONS MORTELS ET DANGEREUX, par F. GUÉGUEN, professeur agrégé à l'École supérieure de Pharmacie. 7 planches en couleurs. Relié toile souple . 1 fr. 50

LE PASSE-TEMPS DES MOIS, par DELOSIÈRE. 111 grav. Broché, 0 fr. 75 ; relié toile souple. . . . . 1 fr. 05

LA MAISON FLEURIE, par F. FAIDEAU. 61 gravures. Broché, 0 fr. 90 ; relié toile souple. . . . . 1 fr. 20

LES HABITATIONS À BON MARCHÉ et un art nouveau pour le peuple, par Jean LAHOR. 39 gravures. Broché. 2 francs
Relié toile souple . . . . 2 fr. 30

LE DESSIN DE L'ARTISAN ET DE L'OUVRIER, par CHEVRIER. Broché, o fr. 75; relié toile souple. . . . . . 1 fr. 05

POUR FORMER UN TIREUR, par VIOLET et VOULQUIN. Broché, o fr. 75; relié toile souple. . . . . 1 fr. 05

FRONTIÈRES FRANÇAISES, FORTS, CAMPS RETRANCHÉS, par G. VOULQUIN. *Trois vol.* illustrés de nombreuses grav. et cartes. Chaque vol., broché, 1 fr. 20; rel. t. souple. 1 fr. 50

PORTS

LE LAWN-TENNI[illegible] : GOLF, LE CROQUET, LE POLO, par P. CHAMP, F. DE BELLET, A. DESPRÉS, F. CAZE DE CAUMONT. 50 grav. dont 24 hors texte. Relié toile souple. . . 2 francs

LES SPORTS ATHLÉTIQUES : *Football, Course à pied, Saut, Lancement*, par P. et J. GARCET DE VAURESMONT. 45 gravures. Relié toile souple. . . . . 2 francs

LES SPORTS NAUTIQUES : *Aviron, Natation, Water-polo*, par Louis DOYEN, Paul AUGÉ et Georges MOËBS. 41 grav. dont 24 hors texte. Relié toile souple. . . . . 2 francs

LA BOXE : *Boxe anglaise et française, Lutte*, par J. MOREAU, CHARLEMONT, LUSCIEZ et DERIAZ. 48 gr. Rel. t. 2 francs

L'ESCRIME : *Fleuret, Épée, Sabre*, par KIRCHHOFFER, J. JOSEPH-RENAUD et L. LECUYER. 48 grav. Rel. toile. 1 fr. 30

LA CHASSE A TIR AU CHIEN D'ARRÊT ET LA CHASSE AU GIBIER D'EAU, par GASTINNE-RENETTE, P. BERT, Cte J. CLARY, VOULQUIN, etc. 128 gravures. Relié toile souple . . 2 francs

LE PATINAGE ARTISTIQUE, par Louis MAGNUS. 33 gravures et 19 planches hors texte. Relié toile souple. 2 francs

LES ÉCLAIREURS DE FRANCE ET LE ROLE SOCIAL DU SCOUTISME FRANÇAIS, par le capitaine ROYET. 28 gravures hors texte. Relié toile souple. . . . . 2 francs

JEUX ET CONCOURS DE PLEIN AIR à la campagne, à la mer, à l'école, par le baron GUSTAVE. 60 gravures dont 32 hors texte. Relié toile souple. . . . . 2 francs

Collection in-4° Larousse

Splendides ouvrages de luxe (format 32 × 26)
merveilleusement illustrés par la photographie
Reliures artistiques originales

HISTOIRE DE FRANCE ILLUSTRÉE (DES ORIGINES A LA FIN DE LA GUERRE DE 1870-71), *en deux volumes*. La plus intéressante et la plus belle histoire de France qui ait jamais été publiée. 2 028 gravures photographiques, 43 planches en couleurs, 9 cartes en couleurs, 96 cartes en noir. Broché, 53 fr.; relié demi-chagrin. . . . . . 65 francs

HISTOIRE DE FRANCE CONTEMPORAINE, 1871-1913 *(Histoire politique et sociale. — Expansion coloniale. — Mouvement intellectuel)*. Tableau le plus documenté et le plus complet de notre activité nationale. 1 164 gravures photographiques, 40 tableaux, 13 planches en couleurs. Broché, 34 fr.; relié demi-chagrin . . . . 40 francs

LA FRANCE, GÉOGRAPHIE ILLUSTRÉE, *en deux volumes*, par P. JOUSSET. Merveilleuse et vivante évocation de toutes les beautés de notre pays. 1 942 gravures photographiques, 47 planches hors texte, 21 cartes et plans en noir, 30 cartes en couleurs. Br., 56 fr.; rel. demi-chagr. 68 francs

ATLAS COLONIAL ILLUSTRÉ. 7 cartes en couleurs, 70 cartes en noir, 16 planches hors texte, 768 gravures photographiques. Broché, 18 fr.; relié demi-chagrin. 23 francs

PARIS-ATLAS, par F. BOURNON. 595 gravures photographiques, 32 dessins, 24 plans en huit couleurs. Br. . 18 francs
Relié demi-chagrin. . . . . 23 francs

L'ALLEMAGNE CONTEMPORAINE ILLUSTRÉE, par P. JOUSSET. 588 gravures photographiques, 8 cartes en couleurs, 14 cartes ou plans en noir. Broché. . . . 18 francs
Relié demi-chagrin . . . . 23 francs

LA BELGIQUE ILLUSTRÉE, par DUMONT-WILDEN. 601 gravures photographiques, 15 planches hors texte, 4 planches en couleurs, 6 cartes en couleurs, 19 cartes en noir. Broché, 20 francs; relié demi-chagrin . . . . 26 francs

L'ESPAGNE ET LE PORTUGAL ILLUSTRÉS, par P. JOUSSET. 772 grav photogr., 10 cartes et plans en coul., 11 cartes et plans en noir. Br., 22 fr.; relié demi-chagrin. . 28 francs

LA HOLLANDE ILLUSTRÉE, par VAN KEYMEULEN, BOOT, etc. 349 gravures photographiques, 2 planches en couleurs, 15 planches en noir, 4 cartes en couleurs, 35 cartes en noir. Broché, 12 francs; relié demi-chagrin . . . . 17 francs

L'ITALIE ILLUSTRÉE, par P. JOUSSET. 784 gravures photographiques, 14 cartes et plans en couleurs, 9 cartes en noir. Broché, 22 francs; relié demi-chagrin. . . . . 28 francs

LE JAPON ILLUSTRÉ, par Félicien CHALLAYE. 677 gravures photographiques, 4 planches en couleurs, 8 planches en noir, 11 cartes et plans en couleurs, 15 cartes et plans en noir. Broché, 20 francs; relié demi-chagrin. . . . . . . 26 francs

LA SUISSE ILLUSTRÉE, par A. DAUZAT. 635 gravures photographiques, 10 cartes en noir, 11 cartes en couleurs, 2 pl. en coul., 12 pl. en noir. Broché, 19 fr.; rel. demi-ch. 25 francs

ATLAS LAROUSSE ILLUSTRÉ. 42 cartes en couleurs, 1 158 grav. photogr. Br., 26 fr.; relié d.-chagrin. 32 francs

LA TERRE, GÉOLOGIE PITTORESQUE, par Aug. ROBIN. 760 gravures photographiques, 24 hors-texte, 53 tableaux de fossiles, 158 dessins et 3 cartes en couleurs. Broché. 18 francs
Relié demi-chagrin. . . . . 23 francs

LA MER, par CLERC-RAMPAL. 636 grav. photogr., 16 hors-texte, 4 pl. en couleurs, 6 cartes en coul., 316 cartes en noir ou dessins. Broché, 20 fr.; relié demi-chagrin. . 26 francs

LE MUSÉE D'ART (DES ORIGINES AU XIXe SIÈCLE), publié sous la direction d'E. MÜNTZ. 900 grav. photogr., 50 planches hors texte. Broché, 22 fr.; relié demi-chagrin . . 27 francs

LE MUSÉE D'ART (XIXe SIÈCLE), publié sous la direction de P. MOREAU. 1 000 gravures photographiques, 58 planches hors texte. Broché, 28 fr.; relié demi-chagrin. . . 34 francs

LES SPORTS MODERNES ILLUSTRÉS, encyclopédie sportive illustrée, publiée sous la direction de P. MOREAU et G. VOULQUIN. 813 gravures, 28 planches hors texte. Broché, 20 francs; relié demi-chagrin . . . . 26 francs

En cours de publication : LA FRANCE HÉROÏQUE ET SES ALLIÉS, par G. GEFFROY, L. LACOUR, L. LUMET.

Paris. — Imp. LAROUSSE, 17, rue Montparnasse. — 703

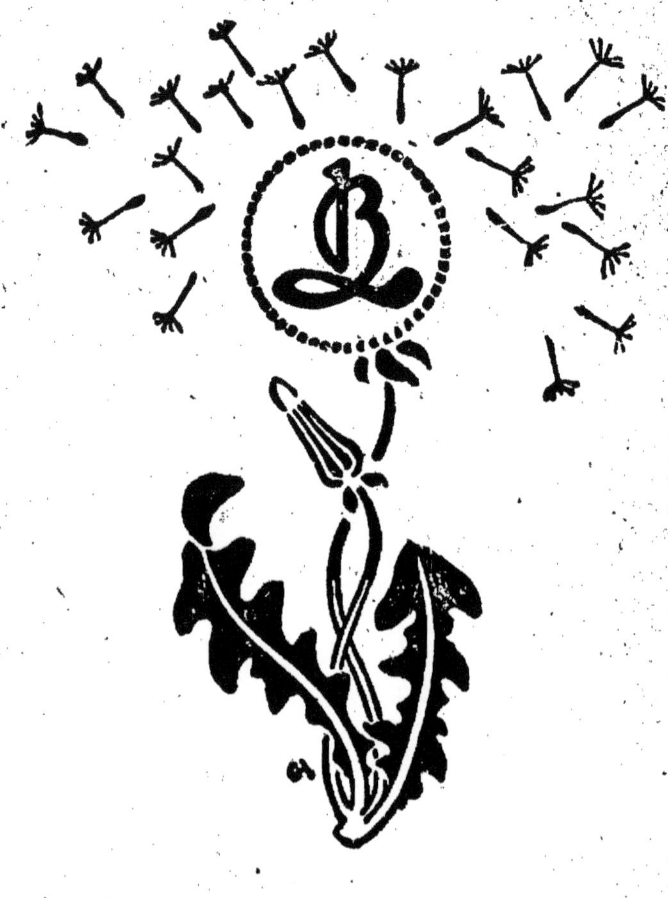

www.ingramcontent.com/pod-product-compliance
Ingram Content Group UK Ltd.
Pitfield, Milton Keynes, MK11 3LW, UK
UKHW021004200726
13857UKWH00004B/1262